Das ganz neue Divertikulitis-Diät Kochbuch

Ein 3-facher Ernährungsleitfaden mit 2000 Tagen sicherer und köstlicher Rezepte für eine langfristige Darmgesundheit | Inklusive 30-Tage-Symptom-spezifischer Mahlzeitenpläne

katharina Tina

© Copyright 2024 - Alle Rechte vorbehalten.

Der Inhalt dieses Buches darf nicht ohne schriftliche Genehmigung des Autors oder des Herausgebers vervielfältigt oder weitergegeben werden. Unter keinen Umständen können der Herausgeber oder der Autor für Schäden, Entschädigungen oder Geldverluste, die sich direkt oder indirekt aus den Informationen dieses Buches ergeben, verantwortlich oder haftbar gemacht werden.

Über den Autor

katharina Tina wurde 1993 in Nordkalifornien geboren. Er ist ein Koch und Ernährungsberater aus den USA. Er absolvierte das College of Nutrition and Food Science der University of Carolina. Dieses Buch ist Teil seiner Leidenschaft für das Schreiben.

Inhaltsübersicht

Einführung 9

Kapitel 1 10

Grundlagen der Divertikulitis 10

Was ist Divertikulitis? 10

Was verursacht Divertikulitis? 15

Divertikulitis-Diät 16

Kapitel 2 18

Einführung in die Divertikulitis 18

Die Phase der klaren Flüssigkeit 18

Die vollen Flüssigkeitsstufen 19

Die ballaststoffarme Phase 21

Die Wartungsphase 22

Kapitel 3 23

Wartungsphase 23

1. Leckere Haferflocken mit Kurkumapulver 23
2. Haferflocken mit Banane und Mandelbutter 24
3. Selbstgebrauter Rotwein 25
4. Ingwer-Karotten-Suppe mit Kurkumapulver 26
5. Ingwer-Soja-Milch-Suppe 27
6. Entzündungshemmendes Rührbraten 27
7. Salat mit Grünkohl, Zwiebeln und Apfelweinessig 28
8. Gurken-Räucherlachs-Salat-Wraps 29
9. Flachs-Mandel-Brei 29
10. Blaubeer-Hirse-Frühstücksauflauf 30
11. Apfelmus-Burger mit Spinat-Salat 31
12. Blackened Chicken Avocado Power Bowl 32
13. Schüssel mit braunem Reis und Pute 33
14. Gewürzte Mango-Suppe mit Tofu 34
15. Hühnerfleischbällchen mit Knoblauchbutter und Blumenkohl-Reis 36
16. Linsen-Knoblauch-Suppe mit Kurkuma 37
17. SPLIT Erbsensuppe mit Gewürzen und Kokosnuss Zutaten:: 38
18. Tofu mit Zwiebelsoße 39
19. PULAO-Reis-Garnelen Zutaten:: 40
20. KARTOFFEL-Rosmarin-Risotto 41
21. SPICY Roter Linsen-Blumenkohl-Kartoffel-Auflauf 42
22. Linsengebäck 43
23. BUTTERNUSS-Kokosnuss-Rote-Linsen-Suppe 44

24.	KAISERBLUME in Curry-Sauce getaucht	45
25.	TEMPEH in Zwiebelsoße	47

Kapitel 4 .... **48**
Ballaststoffarme Ernährung **48**

26.	LOW-FIBER Omelett	48
27.	LOW-FIBER Tofu	49
28.	Ballaststoffarmer Bananensmoothie	50
29.	Hausgemachtes Apfelmus	50
30.	Gebackener Lachs mit Rosmarin und Zitrone	51
31.	Zitronen-Hühnerbrüste	52
32.	Gebackener Spaghettikürbis mit Parmesankäse	53
33.	Schweinekotelett	54
34.	Geräucherte Truthahn-Zucchini-Sticks im Wickel	55
35.	Salat mit Balsamico-Hühnchen, Tomaten und weißen Bohnen	55
36.	HÜHNCHEN Cacciatore	56
37.	CHICKEN Adobo	57
38.	Hähnchen und Paprika-Sauté	58
39.	HÜHNER-Rührbraten	58
40.	ROSEMARY Huhn	59
41.	Putenfleisch und Grünkohl Sauté	60
42.	Putenfleisch mit Paprikaschoten und Rosmarin	61
43.	Einfaches Rührbraten mit Putenhackfleisch und Spinat	62
44.	Rosmarin-Hühnereintopf	63
45.	Gleiches Miso-Huhn	63
46.	Huhn im Slow Cooker	64
47.	Hähnchenschenkel mit gedämpftem Blumenkohl	65
48.	Gedämpfter Lachs mit Zucchini mit Zitronenaroma	66
49.	Tomate-Basilikum-Omelette:	67
50.	Eier mit Grünzeug Nährwertangaben:	68
51.	Weißes Bohnen-Puten-Chili	69
52.	Orzo-Hühnersalat mit Avocado-Limetten-Dressing	70
53.	HÜHNER Parmesan	71
54.	Büffelhuhn	72
55.	Pikante Waffeln	73
56.	Mexikanische Frühstückseier	74

Kapitel 5 .... **75**
Volle Flüssigkeitsstufe **75**

57.	Bananen-Mandel-Milch-Smoothie	75
58.	Himbeer-Grüntee-Smoothie	76
59.	Spinat und Beeren Smoothie	76
60.	Cantaloupe-Smoothie	77

61.	Tropischer Smoothie	77
62.	Blaubeer-Smoothie	78
63.	Grüner Smoothie	78
64.	Gemischter Beeren-Smoothie	79
65.	Erdbeer-Kurkuma-Smoothie	79
66.	Heidelbeer-Chia-Samen-Smoothie	80
67.	Schokoladen-Kirsch-Shake	80
68.	Orange-Apfel-Frühstücks-Shake	81
69.	Grüner Tee und Ingwer-Shake	81
70.	Hausgemachter Eierlikör	82
71.	Hausgemachter Vanillepudding	83
72.	COCONUT-Pudding	84
73.	Mango-Pudding:	84
74.	ORANGE Pudding	85
75.	Hausgemachtes Pistazieneis	85
76.	Kokosnussmilch-Eiscreme	86
77.	Bananen-Avocado-Eiscreme	87
78.	Erdbeer-Milch-Eiscreme	87
79.	Hausgemachtes Mango-Eis	88
80.	Hausgemachtes Schokoladeneis	88
81.	Hausgemachtes Vanilleeis	89
82.	PUMPINENSUPPE	90
83.	SPINATSUPPE	91
84.	TOMATO-Suppe	91
85.	KALE-Suppe	92
86.	Bohnensuppe	93
87.	KARROTTEN-Suppe	94
88.	Pilz-Ingwer-Suppe	95

Kapitel 6 .... **96**

Klare Flüssigkeitsstufe **96**

89.	Knochenbrühe	96
90.	Hühnerbrühe	97
91.	Rinderbrühe	98
92.	Ingwer-Pilz-Brühe	99
93.	Hähnchen-Wonton-Brühe:	99
94.	Hühnerconsommé:	100
95.	Tomaten Consommé:	101
96.	Gemüse Consommé	102
97.	Pochierter Lachs mit schwarzem Sesam und Bok Choy-Brühe:	103
98.	Kanji	104
99.	Würzige Limonade	105

100.	Ingwersaft	105
101.	Fruchtpunsch	106
102.	Gemüsesaft	106
103.	Karotten- und Orangensaft:	107
104.	Cranberry-Saft	108
105.	Weißer Traubensaft	108
106.	Ananassaft	109
107.	Apfelsaft	109
108.	Honig-Zitronen-Tee	110
109.	Ingwertee	110
110.	Süßer Eistee	111
111.	Grüner Eistee mit Preiselbeeren	112
112.	Schwarzer Tee	113
113.	Pikanter Milchtee	113
114.	Kurkuma-Milchtee	114

EIN 30-TÄGIGER SPEISEPLAN *115*

1ST 10 TAGE *115*

2ND 10 TAGE *115*

3RD 10 TAGE *115*

Schlussfolgerung *118*

Einführung

Divertikulitis ist eine Form der Kolitis, die durch eine Entzündung des Dickdarms gekennzeichnet ist und als entzündliche Darmerkrankung eingestuft wird. Wird die Erkrankung nicht erkannt und nicht rechtzeitig behandelt, kann sie eskalieren und einen chirurgischen Eingriff erfordern. Nach Angaben des National Institute of Diabetes and Digestive and Kidney Diseases (NIDDK) ist die Entstehung der Divertikulitis auf die Bildung und anschließende Entzündung oder Infektion von Divertikeln zurückzuführen, bei denen es sich um taschenartige Strukturen im Magen-Darm-Trakt handelt. Die Divertikulitis ist eine weit verbreitete Form der Divertikelkrankheit. Eine der am häufigsten beobachteten Formen der Divertikulitis ist die Divertikulitis. Divertikulitis ist ein pathologischer Zustand, der durch die Infektion und Entzündung von Divertikeln gekennzeichnet ist. Das klinische Erscheinungsbild der Divertikulitis wird von mehreren Faktoren beeinflusst, z. B. der spezifischen Lage des betroffenen Divertikels, der Schwere der Entzündungsreaktion und dem gleichzeitigen Vorliegen anderer Erkrankungen. Eine Divertikulitis kann auch aufgrund verschiedener anderer Grunderkrankungen auftreten. Bei etwa 70 Prozent der Patienten treten häufig Beschwerden im linken unteren Quadranten auf, so dass dies die vorherrschende Ausgangsbeschwerde ist. Die Beschwerden werden häufig als krampfartig empfunden und gehen gelegentlich mit Veränderungen der gewohnten Stuhlgangmuster einher. Das Vorhandensein von Beschwerden im rechten unteren Quadranten des Abdomens kann möglicherweise auf eine Erkrankung des aufsteigenden Dickdarms, eine Divertikulitis, die das Zökum auf der rechten Seite betrifft, oder eine Kombination dieser beiden Erkrankungen hindeuten. Es besteht die Möglichkeit, dass dieses Unwohlsein fälschlicherweise für eine akute Blinddarmentzündung gehalten wird. In vielen klinischen Kontexten können Patienten Symptome wie Fieber oder Leukozytose aufweisen, die durch eine Vielzahl von Faktoren ausgelöst werden können. Die Symptome des Reizdarmsyndroms und der mittelschweren Divertikulitis überschneiden sich bis zu einem gewissen Grad, was zu Verwechslungen führen kann. Das Reizdarmsyndrom (IBS) ist eine gastrointestinale Störung, die die Funktion des Verdauungssystems beeinträchtigt. Die Ätiologie der Divertikelinfektion und -erweiterung ist nach wie vor unklar, obwohl Forscher und Mediziner mehrere Möglichkeiten vorschlagen. Zustände wie Verstopfung und andere Magen-Darm-Erkrankungen können zu einem erhöhten intrakolonischen Druck führen und damit die Wahrscheinlichkeit einer Perforation der Divertikelwand erhöhen, so die vorherrschende Hypothese. Verstopfung ist weithin als ein häufiger ätiologischer Faktor anerkannt, der zur Entwicklung einer Divertikulitis beiträgt. Das Vorhandensein von Mikroorganismen oder festen Fäkalien in einem Divertikel kann sowohl zu körperlichen Beschwerden als auch in bestimmten Fällen zu einer Infektion führen. Trotz der Notwendigkeit, ballaststoffreiche Mahlzeiten in die Ernährung aufzunehmen, ist es ratsam, während einer Divertikulitis auf den Verzehr solcher Lebensmittel zu verzichten, da sie die Erkrankung verschlimmern können. Wenn bei einer Person Symptome wie Fieber, Bauchbeschwerden, Erbrechen, Übelkeit, Schüttelfrost, Verstopfung oder Durchfall auftreten, ist es wahrscheinlich, dass es sich um ein Aufflackern der Divertikulitis handelt. Wenn eine

Person jedoch nur Symptome von Durchfall oder Verstopfung hat, ist es plausibel, dass eine Divertikulitis nicht die zugrunde liegende Erkrankung ist. Es ist ratsam, einen Termin in der Arztpraxis zu vereinbaren, um mit der Behandlung zu beginnen und eine klare Flüssigdiät einzuleiten. Die klare Flüssigkeitsdiät ist eine sehr restriktive Diät, die der Entspannung und Beruhigung des Verdauungstrakts dienen soll. Die Diät besteht ausschließlich aus durchsichtigen Flüssigkeiten. Erlaubt sind verschiedene Flüssigkeiten, darunter Eiswürfel, Wasser, Fruchtsäfte (ohne Fruchtfleisch), Gelatine, Eis am Stiel (ohne Fruchtfleisch oder Früchte), Tee und Kaffee (ohne Milch und Sahne). Sobald sich eine Linderung der Symptome abzeichnet, ist es ratsam, einen Gesprächstermin mit dem behandelnden Arzt zu vereinbaren, um zu prüfen, ob die Wiedereinführung einer ballaststoffarmen Ernährung möglich ist. Die Entscheidung, ob eine Person ballaststoffarme Lebensmittel sicher wieder in ihre Ernährung aufnehmen kann, kann von ihrem Hausarzt getroffen werden. In der Anfangsphase ist es ratsam, gekochtes oder konserviertes Obst sowie weiches Gemüse ohne Schale in den Speiseplan aufzunehmen. Außerdem wird der Verzehr von Fisch, Eiern, Weißbrot, Geflügel, Milch, ballaststoffarmen Getreidesorten, Käse, Joghurt, Nudeln und Reis empfohlen. Darüber hinaus können auch Früchte verzehrt werden, die gekocht oder in Alkohol eingelegt wurden.

Kapitel 1

Grundlagen der Divertikulitis

Was ist Divertikulitis?

Divertikulitis ist eine chronische Erkrankung des Verdauungstrakts, die sich durch die Bildung von Beuteln oder Säcken in der Wand des Dickdarms auszeichnet. Diese Erkrankung wird auch als Divertikulitis bezeichnet. Diese Erkrankung verursacht häufig große Beschwerden. Es können sowohl akute als auch chronische Formen der Divertikulitis auftreten. Divertikulitis ist eine andere Bezeichnung für die Erkrankung, die im Allgemeinen unter dem bekannteren Namen Divertikulose bekannt ist. Als Divertikel bezeichnet man allgemein die Ausstülpungen, die am Rande des Längsmuskels, der die Darmwand umgibt, zu beobachten sind. Diese Taschen sind bei Menschen mit Divertikulitis zu sehen. Manche Menschen haben ähnliche Taschen an ihrem Körper. Divertikulitis ist eine Erkrankung, die eine Entzündung des Darms hervorruft, und Menschen, die daran leiden, haben häufiger Divertikel als die Allgemeinbevölkerung. Divertikel sind eine Art von Struktur, die sich im Dickdarm befindet. Unabhängig davon, wie alt ein Mensch ist, ist die Wahrscheinlichkeit sehr hoch, dass er mindestens einen dieser Beutel in irgendeiner Form an sich trägt. In den meisten Fällen zeigen sich die ersten Symptome dieser besonderen Krankheit im Dickdarm oder im großen Darm. Das liegt daran, dass der Dickdarm das Organ ist, das die Nahrung verarbeitet. Allerdings ist das nicht immer der Fall. Andererseits können sich die Symptome auch an anderen Stellen als im Magen zeigen. Bei manchen Menschen kann sich die Krankheit aber auch auf den Dünndarm auswirken. Das gilt besonders für Menschen, die in die Jahre gekommen sind. Etwas in dieser Richtung kann passieren. Die entzündliche Erkrankung, die als Divertikulitis bekannt ist, kann sich in einem einzelnen Divertikel oder in einer großen Anzahl von Divertikeln gleichzeitig zeigen. Diese Krankheit kann den gesamten Dickdarm befallen. Divertikel sind Aussackungen im Dickdarm, die medizinisch als Divertikel bezeichnet werden. Divertikulitis wird auch als Divertikulitis bezeichnet. Divertikel können gefunden und identifiziert werden, wenn man nach ihnen Ausschau hält. Außerdem kann die Entzündung gleichzeitig mit einer akuten Infektion auftreten, deren Vorhandensein sich häufig negativ auf den allgemeinen Gesundheitszustand des Betroffenen auswirkt. Divertikulose ist eine häufige Erkrankung, die sich auf die Symptome der Divertikulitis bezieht, die nicht so schwerwiegend sind wie die der Divertikulitis. Die so genannte Divertikulitis ist eine ernstere Form der Divertikulose. Die Erkrankung kann sich auch zu einer Divertikulitis verschlimmern, die eine noch schwerere Form der Erkrankung darstellt. Die Entzündung der Divertikel ist ein Kennzeichen der schwereren Form der Erkrankung, die allgemein als Divertikulitis bezeichnet wird. Ein starker und anhaltender Schmerz im Unterbauch ist das klinische Merkmal der Divertikulitis, das bei den meisten Patienten mit dieser Erkrankung beobachtet wird. Bei denjenigen, die an Divertikulitis leiden, wird die Krankheit diagnostiziert. In einigen sehr seltenen Fällen können die Patienten neben den Schmerzen auch zusätzliche Symptome wie Fieber und Verwirrtheit zeigen. Derartige Erscheinungen sind recht ungewöhnlich. In der klinischen Praxis wird in den meisten Fällen dieses Symptom festgestellt. Es besteht die Möglichkeit, dass der Patient einen deutlichen Anstieg der Gesamtzahl der weißen Blutkörperchen im Blut feststellt. Es besteht auch die Möglichkeit, dass der Patient eine überdurchschnittlich hohe Anzahl weißer Blutkörperchen aufweist. Im allgemeinen Sprachgebrauch ist die Divertikelkrankheit eher als Divertikulitis bekannt. Divertikelkrankheit ist ein medizinischer Begriff. Die Bildung einer Reihe winziger Beutel in der Darmschleimhaut ist eines der charakteristischen Symptome der Divertikulitis. Diese Bläschen entzünden sich und verwandeln sich im weiteren Verlauf in Säcke. Der Begriff "Divertikelkrankheit" wird für diese Erkrankung verwendet. Divertikulitis ist ein Begriff, der gelegentlich verwendet wird, um die Erkrankung zu bezeichnen, die häufiger als Divertikelkrankheit bekannt ist. Die Divertikulitis wird durch eine Reihe von Umständen ausgelöst. Divertikel entstehen durch die Bildung von Blasen, die die äußere Schicht des Dickdarms durchstoßen und sich nach außen ausdehnen. Divertikulitis ist eine Erkrankung, die sowohl Kinder als auch Erwachsene betreffen kann. Man kann diese Erkrankung zu Recht als "stillen Killer" bezeichnen, da sie lange Zeit falsch diagnostiziert und nicht behandelt werden kann. Aus diesem Grund wird die Erkrankung als "stiller Killer" bezeichnet. Wenn die Symptome nur geringfügig ausgeprägt sind, besteht die Gefahr, dass diese besondere Krankheit unbehandelt bleibt, und es ist möglich, dass sie über einen längeren Zeitraum nicht diagnostiziert wird, bevor sie entdeckt wird. Es ist möglich, dass sich die Symptome als mäßige Verdauungsbeschwerden, wie leichter Durchfall oder leichte Verstopfung, äußern. Das ist eine Möglichkeit. Andererseits ist es immer möglich, dass sich die Symptome überhaupt nicht zeigen. Andererseits besteht auch die Möglichkeit, dass überhaupt keine dieser Symptome auftreten. Diese Möglichkeit besteht durchaus. Beide Szenarien können missverstanden werden, da sie in den Rahmen dessen fallen, was in der Welt der Biologie als reguläre oder normale Aktivität angesehen wird. Die zuvor besprochenen Symptome würden sich allmählich verstärken, bis sie sich als erste Anzeichen eines beginnenden Schubs entpuppen.

Säfte können in ihrem ursprünglichen Zustand verzehrt werden, sie enthalten jedoch keine Ballaststoffe. Andererseits wird dringend empfohlen, Obst- und Gemüsekonserven oder Tiefkühlkost vor dem Verzehr zu schälen. Durch das Schälen werden nämlich schädliche Stoffe entfernt. Trockenfrüchte wie Rosinen, Pflaumen, Aprikosen und Datteln sind bekanntlich ein wichtiger Bestandteil einer Ernährung, die sowohl qualitativ als auch quantitativ reich an Nährstoffen ist. So wie die Menschen nicht immer die gleichen Ernährungsgewohnheiten ein Leben lang beibehalten, sind auch die Lebensmittel, die im Zusammenhang mit Divertikulitis vermieden werden sollten, von Fall zu Fall unterschiedlich. Das liegt daran, dass die Menschen im Laufe ihres Lebens nicht immer dieselben Ernährungsgewohnheiten beibehalten. Die grundlegende Erklärung für dieses Phänomen ist, dass die Menschen nicht immer die gleichen Ernährungsgewohnheiten haben, weshalb dieses Phänomen auftritt. Unsere schlechten Ernährungsgewohnheiten, die unzureichende Zufuhr wichtiger Nährstoffe und die giftigen Verbindungen, die durch diese Verhaltensweisen entstehen, sind die Hauptursachen für das Problem, mit dem wir heute konfrontiert sind. Dies sind alles Faktoren, die zu dem Zustand geführt haben, in dem wir uns heute befinden. All diese verschiedenen Aspekte spielten eine Rolle bei der Entwicklung des Problems, mit dem wir heute konfrontiert sind. Wenn Sie das noch nicht selbst herausgefunden haben, ist der jetzige Zeitpunkt eine hervorragende Gelegenheit, sich mit dem Thema Gesundheit und Ernährung zu beschäftigen. Falls Sie dies noch nicht selbst herausgefunden haben, werde ich es Ihnen jetzt sagen.

Nachdem man sich der schädlichen Auswirkungen einiger Lebensmittel auf die Gesundheit und das Wohlbefinden bewusst geworden ist, kann es für eine Person schwierig sein, auf ihre bevorzugten Mahlzeiten zu verzichten. Dies gilt vor allem dann, wenn die betreffende Person den Verzehr der fraglichen Lebensmittel genießt. Es ist möglich, dass wir ein Gefühl der emotionalen Qual haben, wenn wir uns auf unsere schuldigen Genüsse wie fettreiche Cheeseburger, samtige Schokolade oder sogar leckeres Brot beschränken. Denn wenn wir uns diese Dinge vorenthalten, verweigern wir uns etwas, das uns Freude bereitet. Betrachtet man die Situation jedoch von einem ganzheitlicheren Standpunkt aus, wird deutlich, dass die große Mehrheit der Menschen ihre Zukunft und ihre Gesundheit über die Vorlieben für ihre eigene Ernährung stellt. Da bestimmte Lebensmittel das Potenzial haben, unangenehme Gefühle auszulösen, ist es gängige Praxis, die Menge dieser Lebensmittel genau zu kontrollieren.

Dies geschieht, weil diese Lebensmittel Unbehagen auslösen können. Der Grund für diese Übung ist, dass bestimmte Mahlzeiten das Potenzial haben, unangenehme Empfindungen hervorzurufen. Aus diesem Grund werden bestimmte Mahlzeiten während dieser Übung gemieden. Menschen, die mit wiederkehrenden Erkrankungen wie Divertikulitis zu kämpfen haben, profitieren am meisten von dieser Behandlung, da sie zukünftige Episoden solcher Erkrankungen verhindern kann. Die Divertikulitis unterscheidet sich von anderen Krankheiten dadurch, dass die Entzündung oder Infektion der mikroskopisch kleinen Beutel des Dickdarms ihr charakteristisches Symptom ist. Diese Beutel können sich entzünden oder infizieren, wenn sie mit kleinsten unverdauten Nahrungsresten oder Fäkalien verstopft sind. Denn selbst kleinste Fragmente unverdauter Nahrung oder Fäkalien können Entzündungen und Infektionen hervorrufen. Eine Strategie zur Verringerung des Risikos einer Divertikulitis ist der Verzicht auf ballaststoffreiche und wasserhaltige Lebensmittel. Dennoch wird empfohlen, bestimmte Ernährungsbeschränkungen einzuhalten und eine bestimmte Lebensmittelauswahl zu treffen, und zwar sowohl während aktiver Divertikulitis-Episoden als auch während der Remissionsphasen der Erkrankung. Diese Diätbeschränkungen und die Auswahl der Lebensmittel sind sowohl in der Divertikulitis-Diät als auch in der Divertikulitis-Diät für aktive Divertikulitis zu finden.

Die zuvor besprochenen diätetischen Einschränkungen und Wahlmöglichkeiten müssen unter allen Umständen und zu jeder Zeit eingehalten werden. Bei Symptomen, die auf eine Divertikulitis hindeuten, wie z. B. Schmerzen in der linken Unterbauchhälfte, Fieber, Blähungen und Durchfall, wird empfohlen, eine flüssige Diät einzuhalten, bis die Symptome abklingen bzw. so lange, wie es der Arzt empfiehlt. Divertikulitis ist eine Entzündung des Divertikels, d. h. der Röhre, die den Dickdarm mit dem Dünndarm verbindet. Die Einhaltung der empfohlenen Ernährungsgewohnheiten ist eine unabdingbare Voraussetzung, um die Schwere künftiger Divertikulitis-Schübe zu verringern und sie möglicherweise sogar ganz zu verhindern. Antibiotika können zwar eine vorübergehende Linderung von unerträglichen Schmerzen und Leiden bieten, doch ist die Anwendung dieser Therapien über einen längeren Zeitraum hinweg mit erheblichen Gesundheitsrisiken verbunden, die mit denen der Grunderkrankung vergleichbar sind. Darüber hinaus kann der Körper bei längerer Anwendung von Antibiotika eine Resistenz gegen diese entwickeln, was die Wirksamkeit der Antibiotika verringert. Dies geschieht, wenn sie länger als die empfohlene Zeitspanne eingenommen werden. Wenn Antibiotika über einen ungewöhnlich langen Zeitraum eingenommen werden, ist diese Nebenwirkung durchaus möglich. Aus diesem Grund ist häufig ein chirurgischer Eingriff erforderlich, der potenziell risikoreich und invasiv ist, was letztendlich zu einer Einschränkung der Lebensqualität führt. Behalten Sie einfach den Begriff "itis" im Kopf, wenn Sie eine dieser beiden Bezeichnungen hören, und Sie werden sie unterscheiden können. Diese unkomplizierte Taktik ist effizient und einfach anzuwenden. Wenn bei einem Patienten eine Krankheit diagnostiziert wird, die mit dem oben genannten Wort endet, bedeutet dies fast immer, dass der Patient an einer Art von Entzündung in seinem Körper leidet. Wenn es um die Behandlung medizinischer Schwierigkeiten geht, besteht eine der beliebtesten Techniken darin, Vorkehrungen zu treffen, um das Risiko eines Aufbrechens der Entzündung zu begrenzen. Dies ist eine der gängigsten Methoden, weil sie so wirksam ist. Wenn das Bauteil nicht richtig funktioniert, besteht die Möglichkeit, dass es das Leben des Anwenders in eine äußerst gefährliche Situation bringt.

Das Vorhandensein von Perforationen oder einer beträchtlichen Anzahl von Beuteln ist eines der typischsten Symptome für eine Divertikulitis im Dickdarm, und es ist auch eines der wichtigsten Signale. Sowohl der Kolon als auch der Dickdarm sind potenzielle Infektionsherde für Divertikulitis. Obwohl sie als "Löcher" bezeichnet werden, sind diese Öffnungen mit einer sehr dünnen Gewebeschicht ummantelt, die verhindert, dass Abfälle und Keime an die innere

Oberfläche des Dickdarms gelangen. Sie werden zwar immer noch als "Löcher" bezeichnet, aber das hindert sie nicht daran, dies zu tun. Diese Auskleidungen haben umgangssprachlich so genannte "Löcher", technisch gesehen sind es jedoch Öffnungen. Diese Öffnungen befinden sich in den Auskleidungen. Die Zerbrechlichkeit der Auskleidung, die sie anfällig für Risse macht, führt dazu, dass sie reißen kann, wenn sie einem Druck ausgesetzt wird, der über das zulässige Maß hinausgeht. Dadurch erhöht sich die Wahrscheinlichkeit, dass die Auskleidung reißt. Infolgedessen wird das Divertikel schließlich verletzt und bricht auseinander. Wenn diese Schutzbarriere durchbrochen ist, können Bakterien und andere potenziell schädliche Stoffe an die Oberfläche des Dickdarms gelangen. Dies kann zu einer schweren Erkrankung führen, wenn die Barriere nicht sofort wiederhergestellt wird, kann aber auch vermieden werden, indem die Barriere so schnell wie möglich repariert wird. Eine solche Schädigung kann zu einer lokalen Infektion führen, die sich durch Eiter- und Keimansammlungen im betroffenen Bereich bemerkbar macht.

Das Vorhandensein einer solchen Infektion ermöglicht eine Diagnose. Wenn das Thema zur Sprache kommt, wird in den meisten Fällen von einem Abszess gesprochen. Die Infektion neigt dazu, sich über die Grenzen der Dickdarmwand hinaus auszubreiten, und kann sich auf die in der Nähe befindlichen Organe wie Eierstöcke, Blase und Gebärmutter auswirken. Außerdem hat die Infektion die Tendenz, sich über die Grenzen der Darmwand hinaus auszudehnen. Die Bildung von Fisteln in der Blase ist ein regelmäßiges Phänomen, und dieses Phänomen führt häufig zur Entstehung von Löchern in der Blase. Ein weiteres häufiges Phänomen, das medizinisches Personal bei seinen Patienten beobachtet, ist Luft, die beim Pinkeln durch die Harnwege strömt. Dies geschieht, wenn der Patient seine Blase entleert. Es handelt sich um einen schwierigen Prozess, da bei der Behandlung des Abszesses auch andere Organe beteiligt sind, von denen jedes der Gefahr ausgesetzt ist, beschädigt zu werden. Die Divertikulitis, die auch als Divertikulose bezeichnet wird, ist eine relativ häufige Erkrankung, die sich durch das Fehlen sichtbarer Symptome auszeichnet. Die Divertikulose wird manchmal auch als Divertikulitis bezeichnet. Die Krankheit ist durch ein Muster von Symptomen gekennzeichnet, das sich mit der Zeit verschlimmert, und es gibt derzeit keine Medikamente, die dieses Fortschreiten der Symptome aufhalten oder gar umkehren könnten. Die einzige Möglichkeit, die Krankheit in den Griff zu bekommen, besteht darin, Probleme frühzeitig zu erkennen und durch vorbeugende Maßnahmen zu verhindern, dass sie erneut auftreten. Nur so ist es möglich, eine gewisse Kontrolle darüber auszuüben. Eine Krankheit, die als Divertikulose bekannt ist, ist durch die Entwicklung von Beuteln im Dickdarm gekennzeichnet, die nicht durch Krebs verursacht werden.

Einer der Risikofaktoren für die Entwicklung einer Divertikulitis ist erblich bedingt. Der medizinische Fachbegriff für diese Erkrankung lautet Divertikulose. Divertikulitis ist ein anderer Name dafür. Mykose, auch bekannt als Hypertrophie des Muskelgewebes, ist der medizinische Fachbegriff für diese Erkrankung. Der Hauptgrund für die Besorgnis ist die Entstehung von Hochdruckzonen als direkte Folge der Mykose, die auch als Krankheit bezeichnet wird. Das Colon sigmoideum, das sich im unteren linken Quadranten der Bauchregion befindet, ist der Ort des Prozesses, der dazu führt, dass der Dickdarm mit der Zeit dichter und steifer wird. Dieser Prozess findet im Dickdarm statt. Neben einer Zunahme der Gesamtzahl der Muskelkontraktionen können auch erhebliche Verengungen zu den Symptomen dieser Erkrankung gehören. Das Muskelwachstum ist ein Effekt, der direkt auf diesen Faktor zurückzuführen ist. Als Folge dieser Kontraktionen wird der Patient mit ziemlicher Sicherheit große Beschwerden haben. Diese Geräte können auch zu einem ungewöhnlich hohen Druck führen, der die Dickdarmwände unter Druck setzt, was schließlich zu deren Riss und zu einer Infektion in und an der Dickdarmwand führen kann. Dies kann passieren, wenn der Druck im Dickdarm abnormal hoch ist. Darüber hinaus können diese Geräte den Dickdarm unter Druck setzen, was zu einem Druck führen kann, der weit über dem normalen Wert liegt. Darüber hinaus ist es möglich, dass dieser Druck das Ergebnis der oben erwähnten technischen Geräte ist. Dies ist der Zustand, der in schwereren Fällen zur Entwicklung einer Divertikulitis führen kann. Eine ballaststoffreiche Ernährung und viel Flüssigkeitszufuhr über den Tag verteilt sind die beiden wichtigsten Maßnahmen, die Sie ergreifen können, um eine Divertikulitis vollständig zu heilen. Das sind die beiden Dinge, die Ihnen am meisten helfen werden. Es ist durchaus vorstellbar, dass Sie nach der Lektüre dieses Kochbuchs über das nötige Wissen verfügen, um großartige Gourmetgerichte zu kreieren, die sich durch ihre einfache und schnelle Zubereitung auszeichnen.

Außerdem wäre man in der Lage, den Verlauf einer Divertikulitis, an der man selbst oder ein Familienmitglied leidet, sofort zu begrenzen. Diese Fähigkeit würde dem Einzelnen sofort zur Verfügung stehen 9k851. Nachdem Sie diese kulinarische Enzyklopädie durchgelesen haben, werden Sie in der Lage sein, diese beiden Chancen zu nutzen. Das Kochbuch bietet eine Vielzahl von kulinarischen Optionen, die für Personen geeignet sind, die nach Ernährungsoptionen suchen, die arm an Rückständen, reich an Ballaststoffen und reich an Kalium sind. Diese Möglichkeiten werden in dem Kochbuch vorgestellt. Es enthält Rezepte für alles, vom Frühstück bis zum Abendessen, sowie einige Snacks und Getränke. Das Frühstück steht am Anfang des Tages, gefolgt vom Mittagessen, und das Abendessen wird am Ende des Tages gegessen.

Was verursacht Divertikulitis?

Die genauen Faktoren, die zur Entstehung der Divertikulitis beitragen, sind nach wie vor Gegenstand ständiger Diskussionen, da die Forscher weiterhin die Ursachen dieser Krankheit erforschen und untersuchen. Umgekehrt haben zahlreiche Untersuchungen und strenge Analysen gezeigt, dass die Aufnahme einer ballaststoffarmen Ernährung der wichtigste Faktor für die Entstehung der Krankheit sein kann. Umgekehrt kann in Fällen, in denen die durchschnittliche Nahrungsaufnahme nicht genügend Ballaststoffe enthält, die Stuhlpassage erschwert werden, so dass eine erhöhte Anstrengung erforderlich ist, um den Stuhl aus dem Körper zu befördern. Der Begriff "Verstopfung" wird verwendet, um ein häufig auftretendes medizinisches Problem zu beschreiben. Eine Ernährungsweise, die durch eine unzureichende Aufnahme von Ballaststoffen gekennzeichnet ist, führt zur Bildung von Beuteln. Die Ausübung von Druck während des Stuhlgangs kann zu einem erhöhten Druck im Dickdarm führen, der die

Bildung von Divertikeln in den Dickdarmwänden verursachen kann. Die Bereiche des Dickdarms, die von Natur aus anfällig sind, werden einer Belastung ausgesetzt, die zur Bildung kleiner kugelförmiger Strukturen führt, die sich von der Oberfläche des Dickdarms nach außen erstrecken. Die Exkremente werden an dieser Stelle vorübergehend gespeichert, bevor sie auf den nächsten Weg weitergeleitet werden. Die Pakete behindern den gesamten Durchgang von Gesichtern, was dazu führt, dass ein Teil in ihren Grenzen zurückgehalten wird. Die Divertikulitis ist die Folge eines längeren Verbleibs von Fäkalien in den Divertikeln. Die Bildung von Wucherungen und Entzündungen in der Perikolonregion kann auf die Vermehrung von Bakterien in den Paketen zurückgeführt werden, wie die Ergebnisse mehrerer Studien zeigen. Es besteht ein positiver Zusammenhang zwischen der Prävalenz von Divertikulitis und Regionen, die durch einen unzureichenden Ballaststoffgehalt in ihren primären Nahrungsquellen gekennzeichnet sind. Die Prävalenz der Divertikulitis nimmt mit zunehmendem Alter tendenziell zu, auch wenn es derzeit wenig empirische Belege gibt, die diese Beobachtung eindeutig belegen. Dieses Phänomen ist jedoch weithin anerkannt und akzeptiert, denn es ist allgemein bekannt, dass mit zunehmendem Alter die Darmfunktion nachlässt und damit die Anfälligkeit für die oben genannte Erkrankung steigt.

Ernährung bei Divertikulitis

Divertikulitis ist eine Erkrankung, die als Folge einer ballaststoffarmen Ernährung auftreten kann. Fettreiche Lebensmittel wie rotes Fleisch und stark verarbeitete Mehle werden mit der Entwicklung von Verdauungsstörungen, insbesondere Verdauungsstörungen und Verstopfung, in Verbindung gebracht. Neben einer flüssigen Diät wird auch eine Auswahl an ballaststoffarmen Lebensmitteln in die verordnete Diät aufgenommen. Wird die Divertikulitis im Frühstadium erkannt, kann sie in den meisten Fällen durch eine geeignete Diät und die Verabreichung einer ausgewählten Gruppe von Antibiotika wirksam behandelt werden. Die empfohlene Diät für Menschen mit Divertikulitis ist eine ballaststoffarme Ernährung und eine erhöhte Flüssigkeitszufuhr, wobei der Schwerpunkt auf elektrolythaltigen Getränken liegt. Eine der wichtigsten Komponenten bei der Behandlung der Divertikulitis ist die Vermeidung einer zusätzlichen Reizung des Darms. Ein möglicher Ansatz zur Erleichterung der Erholung des Verdauungstrakts nach einer Divertikulitis ist eine Schonkost, die häufig weißen Reis, gekochtes Geflügel, Kartoffelbrei und Bananen enthält. Der Verzehr von Obst sollte in Maßen erfolgen, während Milchprodukte auf eine kleine Portion Joghurt oder Kefir beschränkt werden sollten. Der Verzehr von unverarbeitetem Obst und Gemüse hat sich bei der Behandlung von Divertikulitis als sehr wirksam erwiesen. Diese Lebensmittel sind reich an Ballaststoffen, die bei der Behandlung dieser Erkrankung eine entscheidende Rolle spielen. Obst und Gemüse gelten aufgrund ihrer Zusammensetzung, die sowohl lösliche als auch unlösliche Ballaststoffe enthält, als wichtige Ballaststofflieferanten. Lösliche Ballaststoffe haben die Eigenschaft, sich in Wasser aufzulösen und werden im Dickdarm fermentiert. Im Gegensatz dazu sind unlösliche Ballaststoffe nur begrenzt wasserlöslich; sie behalten jedoch die Fähigkeit, Wasser zu absorbieren und werden dadurch weicher, um eine schnelle Passage durch den Magen-Darm-Trakt zu ermöglichen. Bei leichten Fällen von Divertikulitis werden in der Regel Antibiotika verschrieben, während Menschen mit schwerer Divertikulitis geraten wird, auf die orale Aufnahme zu verzichten und eine spezielle Diät einzuhalten, bis die Blutung aufhört und die Beschwerden nachlassen. Die Divertikulitis-Diät wird weithin als wirksamer diätetischer Ansatz zur Behandlung der akuten Divertikulitis befürwortet. Diese Diät ist zwar nur für eine begrenzte Dauer vorgesehen, kann aber für die Betroffenen eine deutliche Linderung ihrer Beschwerden bringen. Außerdem kann sie auch von Personen mit einem anfälligen Magen-Darm-Trakt angewendet werden. Die Divertikulitis-Diät ist in erster Linie für Personen gedacht, die an Divertikulitis erkrankt sind; sie kann jedoch auch für Personen mit anderen Formen von Darmbeschwerden von Vorteil sein. Darüber hinaus können auch Menschen, die in guter Verfassung sind und ihrem Verdauungssystem ausreichend Ruhe gönnen wollen, von dieser Diät profitieren. Es ist ratsam, auf den Verzehr von rotem und verarbeitetem Fleisch zu verzichten. Der Verzehr einer Ernährung, die reich an rotem und verarbeitetem Fleisch ist, kann die Wahrscheinlichkeit einer Divertikulitis erhöhen. Umgekehrt ist der Verzehr von Gemüse, Obst und Vollkornprodukten mit einer geringeren Wahrscheinlichkeit verbunden, bestimmte Gesundheitsrisiken zu entwickeln. In bestimmten Fällen kann Personen, die einen Divertikulitis-Schub erleben, geraten werden, bestimmte Lebensmittel zu konsumieren und die Ernährung zu ändern, um die Toleranz gegenüber der Krankheit zu erhöhen und die Wahrscheinlichkeit einer langfristigen Verschlimmerung zu verringern. Häufig wird empfohlen, eine ballaststoffarme Diät einzuhalten, bis sich die Symptome bessern, und dann allmählich zu einer ballaststoffreichen Ernährung überzugehen, um wiederkehrende Exazerbationen zu verhindern. Ballaststoffe tragen dazu bei, dass die Fäkalien weicher werden und ihr Volumen zunimmt, was ihre Passage durch den Dickdarm erleichtert. Außerdem wirken sie druckmindernd im Magen-Darm-Trakt. Der Verzehr von Lebensmitteln mit hohem Ballaststoffgehalt hat sich bei der Behandlung von Divertikulitis-Symptomen als vorteilhaft erwiesen. Personen unter 51 Jahren, insbesondere Frauen, sollten täglich 25 Gramm Ballaststoffe zu sich nehmen, während Männern derselben Altersgruppe 38 Gramm Ballaststoffe pro Tag empfohlen werden. Personen, die 51 Jahre oder älter sind, insbesondere Frauen und Männer, wird empfohlen, täglich 21 Gramm bzw. 30 Gramm Ballaststoffe zu verzehren.

Kapitel 2

Einführung in die Divertikulitis

Die Divertikulitis-Diät umfasst vier Phasen: die Erhaltungsphase, die Phase mit klarer Flüssigkeit, die Phase mit vollständiger Flüssigkeit und die Phase mit wenig Ballaststoffen. Jede dieser Stufen spielt eine besondere Rolle bei der Erholung von Divertikulitis-Schüben und bei der Vorbeugung von Divertikulitis-Schüben in der Zukunft. Darüber hinaus trägt jeder dieser Faktoren zur Vorbeugung künftiger Divertikulitis-Schübe bei.

Die Phase der klaren Flüssigkeit

In diesem Stadium der Divertikulitis ist es wichtig, nur so genannte "klare Flüssigkeiten" zu sich zu nehmen. Dabei handelt es sich im Wesentlichen um nahrhafte Getränke, die bei Zimmertemperatur flüssig und durchsichtig sind und keine festen Bestandteile enthalten. Auch wenn es den Anschein hat, dass diese Getränke nicht genügend Nährstoffe enthalten, ist das Gegenteil der Fall: Brühen, Säfte, Tees und Gelatine können Sie mit genügend Nährstoffen versorgen, um den ganzen Tag zu überstehen. Diese Phase dauert in der Regel zwei bis drei Tage, wobei die Dauer von dem Zeitpunkt abhängt, an dem der Betroffene meint, dass sich die Schwere seiner Symptome deutlich gebessert hat. Die meisten durchsichtigen Flüssigkeiten verhalten sich bei Zimmertemperatur wie Flüssigkeiten; es gibt jedoch einige wichtige Ausnahmen von dieser Regel. In den meisten Fällen enthalten sie nicht eine Vielzahl von Nährstoffen in den entsprechenden Mengen. In der überwiegenden Mehrzahl der Fälle besitzen sie die Eigenschaft der Transluzenz. Klare Flüssigkeiten sind z. B. Wasser, einfache Gelatine, Hühnerbrühe, Knochenbrühe, Gemüsebrühe und die meisten Teesorten, die keine zusätzliche Milch oder Sahne enthalten.

Gemüsebrühe ist ebenfalls ein Beispiel für eine klare Flüssigkeit. Wenn Sie feststellen wollen, ob es sich um eine klare Flüssigkeit handelt oder nicht, müssen Sie vor allem darauf achten, ob das Produkt Milch oder Sahne in irgendeiner Form enthält oder nicht. Wenn dies der Fall ist, können Sie davon ausgehen, dass das Produkt nicht als klare Flüssigkeit zu bezeichnen ist. Man geht nicht davon aus, dass es sich um eine schwere Flüssigkeit handelt, und es gibt keine feste Masse, die in der Mischung, in der es aufbewahrt wird, herumschwimmt. Unter der Annahme, dass sie diese Anforderungen erfüllt, müsste die betreffende Flüssigkeit durchsichtig sein. Während der Zeit, in der Sie die Diät mit durchsichtiger Flüssigkeit durchführen, müssen Sie unbedingt auf alles verzichten, was nicht den zuvor in diesem Abschnitt genannten Anforderungen entspricht. Dies gilt sowohl für feste als auch für flüssige Lebensmittel. Dadurch wird die Diät das Gegenteil von dem bewirken, was Sie erwartet haben, und Sie werden vom ersten Tag an von vorne beginnen müssen. Sie sollten auf alles verzichten, was fest ist, sowie auf alles, was Milch oder Sahne (oder andere dichte Milchprodukte, wie Käse oder Joghurt) enthält. Der Verzehr von klaren Getränken hat einen doppelten Zweck: Erstens kann sich Ihr

Verdauungstrakt entspannen, und zweitens werden die Divertikulitis-Symptome, die Sie verspüren, gelindert. Beide Vorteile lassen sich erzielen, wenn Sie mehr klare Flüssigkeiten trinken. Dies ist der allererste Schritt in diesem Prozess, und als solcher ist er von größter Bedeutung sowohl für die Genesung von Divertikulitis als auch für die Vorbeugung von Krankheitsschüben. Dies ist der Schritt, der den Weg für alle anderen Phasen ebnet, und als direkte Folge davon ist es auch der Schritt, der für die meisten Menschen am schwierigsten einzuhalten ist. Diese Phase dauert jedoch nur wenige Tage (oder bis die Symptome abklingen). Wenn Sie also in der Lage sind, diese kurze Zeitspanne durchzuhalten, können Sie die Ziele, die Sie sich gesetzt haben, erreichen und dabei erfolgreich sein. Ein Tag, an dem man sich an eine Diät mit klaren Flüssigkeiten hält, ist nicht sehr anstrengend für die Willenskraft. Zum Frühstück könnte man zum Beispiel eine Hühnerbrühe zum Eistee machen und dazu Gelatine servieren. Zum Mittagessen entschied ich mich für eine Schale mit Tomatenbrühe und Fruchtpunsch. Sie brauchen sich keine Sorgen zu machen, denn die geruchlose Flüssigkeit ist nicht annähernd so schädlich, wie es sich anhört, auch wenn die Beschreibung den Eindruck erweckt, es handele sich um eine unangenehme Erfahrung. Selbst wenn es sich als schwierig erweist, wird es nur ein paar Tage anhalten, so dass man sich zu diesem Zeitpunkt keine Sorgen machen muss.

Die vollen Flüssigkeitsstufen

Die Phase "Vollflüssigkeit" bezieht sich auf den Konsum von Flüssigkeiten, die in ihrer ganzen Form vorliegen. Diese Phase stellt eine Weiterentwicklung der Phase der klaren Flüssigkeit dar. Während der Phase der vollständigen Flüssigkeitsaufnahme muss unbedingt beachtet werden, dass alle zuvor in der Phase der klaren Flüssigkeit als zulässig eingestuften Gegenstände weiterhin zum Verzehr geeignet sind. Die Betroffenen sind nicht auf die ausschließliche Verwendung von Vollflüssigkeiten beschränkt, sondern es wird ihnen geraten, alle Substanzen zu meiden, die dichter als Vollflüssigkeiten sind, einschließlich fester Nahrungsmittel. In der Phase der vollständigen Flüssigkeitszufuhr wird die Temperatur des Darms allmählich erhöht, um die Verdauung der Nahrung zu erleichtern und gleichzeitig die Verschlimmerung der Divertikulitis-Symptome zu minimieren. Der oben beschriebene Prozess wurde durch die Anfangsphase eingeleitet, die durch eine durchsichtige Flüssigkeit gekennzeichnet ist, und es wird erwartet, dass die nachfolgende Phase, die so genannte vollständige Flüssigkeitsphase, diesen Prozess weiter vorantreibt. Man kann sich, wie jeder Mensch in einem typischen Szenario, nach der genauen Definition von vollständigen Flüssigkeiten erkundigen. Ähnlich wie klare Flüssigkeiten liegen vollständige Flüssigkeiten typischerweise bei Raumtemperatur in einem flüssigen Zustand vor oder gehen alternativ bei Raumtemperatur in einen flüssigen Zustand über. Dennoch fallen die meisten Milchprodukte darunter, mit der einzigen Ausnahme von Käse. Eine umfassende Flüssigdiät erlaubt zum Beispiel den Verzehr von dünnen, cremigen Suppen, Milch, Eiscreme, Milchshakes, verschiedenen Puddings und Puddings sowie Götterspeise. Es ist von entscheidender Bedeutung, dass man sich in dieser Phase an die Diätbeschränkung hält, nur vollwertige Flüssigkeiten zu sich zu nehmen, da der Verzehr von etwas Schwererem das angestrebte Ziel der vollwertigen Flüssigkeitsphase untergraben würde.

Wenn man sich über die Einstufung einer Substanz als vollwertige Flüssigkeit unsicher ist, sollte man vor dem Verzehr Online-Ressourcen zu Rate ziehen. Verbotene Aktivitäten während der Phase der vollständigen Flüssigkeit lassen sich leicht im weitesten Sinne erkennen. Die Wahl von Lebensmitteln, die einen festen Zustand haben und nicht schmelzen können, ist offensichtlich eine ungünstige Wahl. Manchmal wird angenommen, dass Käse ein zulässiger Bestandteil einer vollflüssigen Diät ist, da Milchprodukte in solchen Diäten weit verbreitet sind. Diese Annahme ist jedoch falsch. Käse wird als festes Lebensmittel eingestuft und unterliegt daher einem Verbot. Ähnlich wie bei der reinen Flüssigdiät sind Suppen, die feste Nahrungsbestandteile wie Kartoffeln oder Fleisch enthalten, ebenfalls verboten. Eier können in eine vollständige Flüssigdiät aufgenommen werden, sofern sie gründlich pasteurisiert werden. Wenn Ihnen dies ungünstig erscheint, besteht kein Grund zur Sorge. Ich bin bereit, Ihnen zu helfen. Ein Lebensmittel, das im Rahmen einer Flüssigdiät verzehrt werden darf, ist Eierpunsch, und in diesem Buch finden Sie ein Rezept für dessen Zubereitung. Auch hier ist das Ziel der Vollnahrung das gleiche wie das der klaren Ernährung. Genauer gesagt handelt es sich um eine Weiterentwicklung der vorangegangenen Phase, die durch das Vorhandensein einer klaren Flüssigkeit gekennzeichnet ist. Das Hauptziel dieser beiden Diätformen besteht darin, den Verdauungstrakt zu entlasten und ihn so auf die beiden präventiven Phasen der Divertikulitis-Diät vorzubereiten. Der Betroffene hat seinen Verdauungstrakt bereits entlastet, indem er sich ausschließlich von durchsichtigen Flüssigkeiten ernährt hat. Daher ist es nun angebracht, nach und nach Dinge einzuführen, die eine größere Verdauungsleistung erfordern. Dieser Prozess erleichtert die allmähliche Anpassung des Magen-Darm-Systems an immer anspruchsvollere Nahrungsbestandteile und ermöglicht so den Einsatz von Präventivmaßnahmen (z. B. ballaststoffarme und Erhaltungsphasen), um das Risiko wiederkehrender Divertikulitis-Episoden zu verringern. Eine weitere Gemeinsamkeit zwischen dem Stadium der vollen Flüssigkeit und dem Stadium der klaren Flüssigkeit ist der überwiegende Verzehr von flüssigen Substanzen. Zur Veranschaulichung: Eine Person, die eine vollflüssige Diät einhält, könnte ihren Tag mit dem Verzehr von Weizencreme beginnen, ein Rezept dafür ist ebenfalls in dieser Publikation enthalten, begleitet von einer Portion Fruchtpunsch. Es ist offensichtlich, dass die Phase der vollständigen Flüssigkeit im Vergleich zur Phase der klaren Flüssigkeit durch ein geringeres Maß an Einschränkungen gekennzeichnet ist. Der Trend der abnehmenden Einschränkungen wird sich im weiteren Verlauf des Textes fortsetzen.

Die ballaststoffarme Phase

Sie sind nun an dem Punkt angelangt, an dem Sie wieder feste Nahrung zu sich nehmen können. Der Verzehr von Lebensmitteln, die, wie der Name schon sagt, wenig Ballaststoffe enthalten, steht im Mittelpunkt der ballaststoffarmen Phase der Diät. Diese Phase markiert auch den Übergang zu den Präventionsphasen, die eher auf die Vorbeugung künftiger Divertikulitisausbrüche als auf die Heilung früherer Schübe abzielen. Diese Phase markiert auch den Übergang zu den Präventionsphasen. Zusammen mit der Erhaltungsphase, auf die wir gleich noch näher eingehen werden, sorgt die ballaststoffarme Phase dafür, dass Ihr Darm auf alles vorbereitet ist, was Sie ihm zumuten können. Diese Diät enthält sehr wenig Ballaststoffe, so dass sie zu wenig und seltenem Stuhlgang führen sollte, was die Wahrscheinlichkeit eines späteren Ausbruchs verringert. Generell sollten die Lebensmittel, die Sie in dieser Zeit zu sich nehmen, nicht viele Ballaststoffe enthalten. Sie dürfen in dieser Phase der Diät Lebensmittel verzehren, die wenig Ballaststoffe enthalten. Dazu gehören Huhn und andere Geflügelarten, Eier, Fisch, mageres Fleisch und feste Milchprodukte (sogar Käse!). Beachten Sie jedoch, dass einige der Rezepte aus der klarflüssigen oder vollflüssigen Phase möglicherweise nicht für die ballaststoffarme Phase geeignet sind. Wenn Sie beabsichtigen, eines dieser Rezepte für die ballaststoffarme Phase zu verwenden, sollten Sie im Internet recherchieren, ob die Zutaten übermäßig viele Ballaststoffe enthalten oder nicht.

Generell sollten Sie darauf achten, dass die Lebensmittel, die Sie verzehren, einen Ballaststoffgehalt von weniger als 3 Gramm pro Portion haben. Dies wird Ihnen helfen, ein gesundes Verdauungssystem zu erhalten. Zu diesem Zeitpunkt sollten Sie den Verzehr von Lebensmitteln mit einem hohen Ballaststoffgehalt vermeiden, da diese Ihre Verdauung verlangsamen. Wildreis, Avocados, Vollkornprodukte, die meisten Nüsse und/oder Samen, ungekochte Gemüse- und Obstsorten (z. B. Mais und Beeren) und andere Lebensmittel mit hohem Ballaststoffgehalt sollten Sie auf jeden Fall vermeiden. Wie bei den vorangegangenen Stadien wird der Verzehr einer dieser Lebensmittelkategorien die präventiven Vorteile dieses Stadiums unwirksam machen. Auch hier gilt: Wenn Sie sich über den Ballaststoffgehalt eines bestimmten Lebensmittels unsicher sind, sollten Sie sich im Internet über den Ballaststoffgehalt informieren. Die Rezepte im Bereich "Ballaststoffarm" sind natürlich alle garantiert ballaststoffarm, aber wenn Sie sich über den Ballaststoffgehalt einer einzelnen Zutat nicht sicher sind, ist sie garantiert ballaststoffarm. Der Verzehr von ballaststoffarmen Mahlzeiten hat nur den Zweck, die Verdauung zu erleichtern, denn das ist nicht der Grund dafür. Sie regen die Stuhlbildung nicht so stark an wie ihre ballaststoffreichen Alternativen, was bedeutet, dass sie die Symptome, die Sie aufgrund Ihrer Divertikulitis verspüren, weitaus weniger stark anheizen. Damit haben Sie nicht nur die Symptome der Divertikulitis, die Sie zu dieser Diät veranlasst haben, deutlich gelindert, sondern auch dazu beigetragen, eine Verschlimmerung der Divertikulitis-Symptome in Zukunft zu verhindern. Das Aufflackern Ihrer Divertikulitis hat Sie dazu veranlasst, mit dieser Diät zu beginnen. Sie werden feststellen, dass ein Tag in der ballaststoffarmen Phase nicht so schwierig zu sein scheint wie ein Tag in der Phase der vollen Flüssigkeit oder der klaren Flüssigkeit. Zum Frühstück wird Ihnen wahrscheinlich jeden Morgen etwas serviert, das mit Pfannkuchen oder Maisgrütze auf südländische Art zubereitet ist. Zum Mittagessen können Sie ein mit Zitrone und Rosmarin gebratenes Huhn essen. Das Hähnchen wird köstlich sein. Zum Abendessen könnten Sie sich selbst eine hausgemachte Lasagne kochen, die von Grund auf neu gemacht wird. Für jede der genannten Mahlzeiten finden Sie ein Rezept in dem Abschnitt über ballaststoffarme Lebensmittel, also greifen Sie ruhig zu.

Die Wartungsphase

In der Erhaltungsphase der Divertikulitis-Diät steht die größtmögliche Reduktion der Entzündungssymptome im Vordergrund.

Im Vergleich zu den Ernährungsoptionen, die in den vorangegangenen Phasen zur Verfügung stehen, sind die in der letzten Phase angebotenen Optionen deutlich lockerer. In dieser Phase des Prozesses liegt das Hauptaugenmerk auf dem Verzehr von Lebensmitteln, die entweder entzündungshemmend sind oder zumindest nicht von Natur aus entzündlich sind. Diese Art von Ernährungsentscheidungen wird oft als akzeptabel anerkannt. Dieses Buch enthält eine Zusammenstellung von zwanzig verschiedenen Rezepten, die speziell für die Erhaltungsphase entwickelt wurden. Sie fördern nicht nur die Entwicklung neuer Kenntnisse und Fähigkeiten, sondern bieten auch ein genussvolles und interessantes Esserlebnis bei jeder Mahlzeit. Es wäre hilfreich, wenn Sie alle Punkte des Inhaltsverzeichnisses durchsehen könnten, um herauszufinden, welche Themen für Sie am interessantesten sind. Bitte tun Sie das. Wie bereits erwähnt, gehören zu den konsumierbaren Dingen, die als akzeptabel angesehen werden, alle Chemikalien, die entzündungshemmende Eigenschaften haben. Alternativ gilt dies für alles, was keine direkte Entzündung im Körper verursacht. Es wird empfohlen, entzündungshemmenden Lebensmitteln in Ihrer Ernährung einen höheren Stellenwert einzuräumen, um die bestmöglichen Ergebnisse mit Ihrer Lebensmittelauswahl zu erzielen. Dennoch können Sie Ihr Wohlbefinden auf einem zufriedenstellenden Niveau halten, solange Sie auf den Verzehr von entzündungsfördernden Lebensmitteln verzichten. Es hat sich gezeigt, dass bestimmte Lebensmittel Eigenschaften enthalten, die Entzündungen im Körper verringern können. Dazu gehören Lebensmittel wie Avocados und Kartoffeln, die einen hohen Anteil an gesunden Fetten haben und zu den Obst- und Gemüsesorten zählen. Auch Samen und Nüsse sowie einige Arten von Meeresfrüchten, die reich an Omega-3-Fettsäuren sind, werden mit einem Rückgang der Entzündung in Verbindung gebracht. Besonders hervorzuheben ist die Verwendung von Kurkumapulver, das aufgrund seiner weiten Verbreitung in einer Vielzahl von entzündungshemmenden Rezepten zu finden ist. Von stark verarbeiteten Lebensmitteln, rotem Fleisch und raffinierten Kohlenhydraten wird abgeraten. Sie sind berüchtigt dafür, dass sie hochgradig provokativ sind, und Sie sollten sie unter allen Umständen meiden. Das Hauptziel der Erhaltungsphase ist die kontinuierliche Vermeidung von Divertikulitis-Schüben. Dies ist das Hauptziel der Erhaltungsphase.

Die Entzündung des Magen-Darm-Trakts ist die Hauptursache für die Entstehung einer Divertikulitis. Diese Entzündung erleichtert es den Bakterien, sich in den Divertikeln anzusiedeln, was wiederum zu einer Infektion führen kann. Die Behandlung dieser entzündlichen Erkrankung verringert daher auch das Risiko, dass sich im Verdauungstrakt eine Divertikulitis entwickelt. Das Erhaltungsstadium gilt als das schonendste der vier Stadien, da es die Aufnahme einer Vielzahl von Mahlzeiten ermöglicht. Viele Menschen betrachten diese Phase als die schonendste. Bei der Entscheidung, was zum Frühstück gegessen werden soll, beschränken sich manche Menschen auf Lebensmittel, die keine Entzündungen hervorrufen. Das ist etwas, was sie tun können, wenn sie es wollen. Diese Art der Ernährung erlaubt den Verzehr einer größeren Vielfalt an Gerichten, wie z. B. Rührei oder eine Frittata mit Pilzen und Grünkohl. Das liegt daran, dass die Diät die Aufnahme einer breiteren Palette von Lebensmitteln ermöglicht. Jetzt, da Sie die vier Phasen der Divertikulitis-Diät kennen, können Sie damit beginnen, auf die Heilung Ihrer Divertikulitis und die Wiederherstellung Ihrer Gesundheit hinzuarbeiten. Im Folgenden finden Sie eine umfassende Zusammenstellung von sechzig köstlichen Lebensmitteln, die für alle oben genannten Stufen geeignet sind. Ich bin zuversichtlich, dass die Teilnahme an dieser Aktivität für Sie angenehm sein wird.

Kapitel 3
Wartungsphase

1. Leckere Haferflocken mit Kurkumapulver

Haferflocken gelten weithin als äußerst vorteilhaftes Nahrungsmittel, so dass es wenig Raum für Diskussionen gibt. Dennoch wird die Verwendung von entzündungshemmenden Haferflocken als mehr

Und genau dieses Rezept werden wir nun zubereiten. Dieses besondere kulinarische Rezept, das auch Kurkumapulver enthält, ist für eine Menge ausgelegt, die für zwei Personen ausreicht.

Zutaten:
- Zwei   Spritzer Milch
- Die   empfohlene Menge ist ein Teelöffel Kurkumapulver.
- Zwei   Tassen Wasser.

Eine   Maßeinheit, die aus einem Volumen von ganzen Haferflocken besteht und etwa 237 Millilitern entspricht.

Richtung:

Die Haferflocken in einen breiten Topf mit zwei Tassen stark kochendem Wasser geben . Die Flamme auf eine mittlere Stufe reduzieren und den Hafer zehn Minuten lang kochen lassen, dabei regelmäßig umrühren.

- Nach etwa fünf Minuten Milch und Kurkumapulver zu etwa gleichen Teilen in die Mischung einrühren , wobei eine gleichmäßige

Rührbewegung. Nach Beendigung des Kochvorgangs für die Haferflocken können diese in ein geeignetes Gefäß umgefüllt und mit einer Vielzahl von möglichen Belägen versehen werden. Alternativ können Sie die Haferflocken auch ungeschminkt verzehren.

Zustand.

Unabhängig von der Perspektive haben diese Haferflocken sowohl einen hohen Nährwert als auch einen angenehmen Geschmack.

2. Haferflocken mit Banane und Mandelbutter

günstige Lebensmittelwahl, so dass wenig Raum für Diskussionen. Diese besondere Haferflocken besteht aus Banane und Mandelbutter ist wirklich gut für Kerl Gesundheit.

Nährwertangaben:

- 6   g Fett
- 8   g Eiweiß
- 66   g Kohlenhydrate
    - Kalorienzahl: 375

Zutaten:

- Mandelmilch
- Mandelbutter
- Hafer
- Bananen
- Honig

Prozess:

- Zunächst Mandelmilch und Haferflocken in einem Topf vermengen. Auf kleiner Flamme kochen, bis fast alle Flüssigkeit aus dem Topf verdampft ist.

- Wenn die Mischung die richtige Konsistenz erreicht hat, die restlichen Bananenscheiben und die Mandelbutter hinzufügen.

- Bitte schalten Sie den Herd aus. Legen Sie das Müsli zu Präsentationszwecken in ein dafür vorgesehenes Gefäß. Bananenscheiben sollten gestapelt und mit Honig darauf serviert werden. Der Nährwert des Honigs wird weggelassen. Wenn Sie Probleme haben, genug Eiweiß zu bekommen, um Ihre Makros zu erfüllen, versuchen Sie, einen oder einen halben Messlöffel Molkenprotein hinzuzufügen.

3. Selbstgebrauter Rotwein

In Übereinstimmung mit meiner Autorität erkläre ich diese Publikation hiermit zu einem Kochbuch, das für Personen fortgeschrittenen Alters und reiferer Persönlichkeit bestimmt ist. Daher wird dieses Rezept den Prozess der Herstellung von selbstgemachtem Rotwein beschreiben. Das Ergebnis wird ein Produkt sein, das reichhaltig im Geschmack ist und eine einfache Anleitung bietet, an die man sich halten kann. Dieses Rezept ergibt eine Menge von einer Gallone geschmackvollen Rotweins.

Zutaten:

Ein   Gesamtvolumen von acht Tassen Frischwasser.

- Eine   Menge von fünf Pfund gewaschener roter Trauben.

Eine   Menge von zwei Pfund körnigem Zucker. Eine Einheit Weinhefe.

- Eine Einheit Weinhefe.

Richtung:

In das   für den Gärungsprozess vorgesehene Gefäß geben Sie die 5 Pfund Trauben am Boden und zerdrücken sie anschließend zu einer breiigen Konsistenz. Lösen Sie in einem anderen Gefäß den gesamten Zucker vollständig im Wasser auf und geben Sie diese Zucker-Wasser-Lösung in das Gefäß mit den Weintrauben.

Erhitzen Sie zunächst   3 Unzen Wasser auf eine angenehm lauwarme Temperatur. Anschließend geben Sie den Inhalt des Weinhefepakets in das Wasser. Bitte rühren Sie diese Mischung nicht um. Lassen Sie die

Die Substanz sollte etwa 15 Minuten lang ungestört bleiben. Nach 15 Minuten wird die Mischung vorsichtig umgerührt, um die Hefeteilchen gleichmäßig im Wasser zu verteilen, und anschließend in das Gefäß mit dem Wasser und den Trauben gegeben.

Zurzeit ist   es möglich, mehrere Elemente zu kombinieren. Schütteln Sie vorsichtig die

Zutaten im Gärbehälter durch Umrühren oder Schütteln. Lassen Sie den Behälter etwa sieben Tage lang an einem Ort mit einer warmen Temperatur stehen, die 80 Grad Fahrenheit nicht überschreitet.

Schütteln Sie die Lösung zweimal innerhalb von 24 Stunden. Nach einem Zeitraum von sieben Tagen wird empfohlen, die Flüssigkeit in ein separates Gefäß umzufüllen, wobei darauf zu achten ist, dass die im untersten Teil befindliche Sedimentschicht nicht beschädigt wird.

Besorgen Sie   Frischhaltefolie und ein Gummiband. Legen Sie die Frischhaltefolie über die Öffnung des späteren Gefäßes und befestigen Sie sie mit einem Gummiband am Rand der Öffnung. Falls Ihr Gärbehälter einen luftdichten Deckel besitzt, ist es ratsam, den Deckel nicht fest auf dem Behälter zu befestigen. Die Frischhaltefolie fungiert als Schleuse, die das

Entweichen der von der Hefe produzierten Gase erleichtert und gleichzeitig den Wiedereintritt von Luft verhindert. Sie ist

Es wird empfohlen, diese vier Wochen lang ungestört stehen zu lassen.

Nach Beendigung des Gärungsprozesses wird die Flüssigkeit in Flaschen abgefüllt. Das Konzept des Alters als gewünschtes Attribut.

4. Ingwer-Karotten-Suppe mit Kurkumapulver

Das angegebene Rezept liefert eine Menge Ingwer-Karotten-Suppe mit Kurkumapulver, die für drei Personen ausreicht.

Zutaten:

- Ingwersalz
- Schwarzer Pfeffer
- Möhren, gewürfelt und geschält Gemüsebrühe
- Schalotten
- Knoblauchzehe
- Olivenöl, kaltgepresst
- Orangensaft und Orangenschale Kurkumapulver

Richtung:

- Nehmen Sie einen großen Kochtopf und stellen Sie ihn auf einen Herd mit mittlerer Flamme. Die Schalotten und das Olivenöl in die Mischung einrühren. 5 Minuten lang kochen lassen.

- Anschließend das Kurkumapulver, den Ingwer, die Orangenschale, den Knoblauch, den Pfeffer und das Salz hinzugeben und die Zutaten gründlich vermischen. Lassen Sie diese Mischung zwei Minuten lang köcheln. Nach einer zweiminütigen Pause die Karotten in den Bratvorgang geben und weitere drei Minuten garen. Bringen Sie zu Beginn des Prozesses den Orangensaft und die Gemüsebrühe zum Kochen. Verringern Sie dann die Flamme auf eine Stufe, die zum Köcheln geeignet ist. Halten Sie die Temperatur fünfundzwanzig Minuten lang auf dieser Stufe.

Um die Suppe zu pürieren, empfiehlt es sich, einen Mixer zu verwenden, der in der Lage ist, den Dampf effektiv abzulassen, und dies schubweise zu tun. Es ist unbedingt darauf zu achten, dass der Mixer in der Lage ist, den Dampf effektiv abzulassen, da sich andernfalls ein Druck im Gerät aufbauen kann, der schließlich zum Abheben des Deckels und zur Verteilung der brühend heißen Suppe in alle Richtungen führt.

- Das Gericht sollte heiß serviert werden, damit die Aromen voll zur Geltung kommen.

5. Ingwer-Soja-Milch-Suppe

Dies ist ein sehr interessantes und schmackhaftes Gericht. Traditionell wird dafür Milch auf Milchbasis verwendet. Aber die Sojamilch-Version ist schmackhafter und gesünder für Divertikulitis-Patienten.

Zutaten:

Einfache ungesüßte vegane Milch

Ingwerpulver

- Salz

rotes Chilipulver oder Cayennepfeffer

- Wasser

- cilantro

Methode:

Die Sojamilch in einem Topf bei mittlerer Hitze leicht aufkochen

Salz sowie Gewürze wie rotes Chilipulver, grüne Thai-Chilis und Wasser zusätzlich zum Ingwerpulver hinzugeben . Den Koriander hinzufügen und köcheln lassen, bis er eindickt, dann das Gericht mit Naan servieren.

6. Entzündungshemmendes Rührbraten

Das folgende Rezept enthält eine Anleitung für die Zubereitung eines schmackhaften Woks mit einem würzigen Kick, der für seine potenziell entzündungshemmenden Eigenschaften bekannt ist. Die angegebenen Mengen sind für zwei Portionen gedacht.

Zutaten:

Eine Prise gemahlener schwarzer Pfeffer

- Eine halbe Tasse Tomatenmark

- ein Zehntel eines Teelöffels gemahlener Kurkuma

- Glutenfreie Hühnerwurst in vier Gliedern. Drei Knoblauchzehen, gehackt

Eine Tüte "Healthy 8 Veggie Mix". Diese sind bei Trader Joe's erhältlich.

- 1 Teelöffel natives Kokosnussöl

Richtung:

Eine Bratpfanne auf dem Herd auf mittlere Hitze stellen und das Kokosöl erhitzen, bis es flüssig ist. Die Knoblauchzehen zerkleinern, in die Pfanne geben und eine Minute lang kochen lassen.

Anschließend die Bestandteile des Healthy 8 Veggie Mix einrühren, gefolgt von Kurkumapulver und schwarzem Pfeffer. Die Hühnerwurst sollte in kleine Stücke geschnitten und in die Pfanne gegeben werden, bevor das Gemüse fünf Minuten lang gekocht wird.• Kombinieren Sie die Bestandteile dieser Kombination gründlich und lassen Sie sie weitere zwei Minuten lang köcheln.

Zum Schluss die Tomatensoße in die Mischung einrühren, die Hitze reduzieren und zwei Minuten länger köcheln lassen. Präsentieren Sie das Essen auf einem Teller oder

in einer Schale und verzehren sie dann.

7. Salat mit Grünkohl, Zwiebeln und Apfelweinessig

Sie werden nicht in der Lage sein, anderen angemessen zu vermitteln, wie gut dieser Salat ist, wenn Sie ihn nach dem folgenden Rezept zubereiten, das Grünkohl, Zwiebeln und Apfelessig vorsieht. Dieses Gericht wird vor allem Vegetarier und Menschen ansprechen, die Gemüse als primäre Proteinquelle gegenüber Fleisch bevorzugen. Wenn Sie alle Schritte dieses Rezepts ausgeführt haben, erhalten Sie eine Gesamtmenge von 2 Tassen.

Zutaten:

- Grünkohl gehackt
- Geschnittene Zwiebel
- koscheres Salz
- Apfelessig
- Wasser
- Natives Olivenöl extra

Richtung:

Nehmen Sie einen flachen Topf und schieben Sie ihn in den Ofen auf den Rost in der Mitte. Zuerst die Zwiebel, dann das Salz und zum Schluss das Öl darüber träufeln. Rühren Sie während der nächsten drei bis fünf Minuten in unregelmäßigen Abständen um, während das Gemüse gart. Sobald der Grünkohl zugegeben wurde, schwenken Sie die Mischung gut durch. Geben Sie die zwei Esslöffel Wasser erst im letzten Schritt hinzu. Nach dem Auflegen des Deckels auf die Pfanne sollten weitere zwei Minuten Kochzeit eingeplant werden. Nach den ersten zwei Minuten, nach denen Sie weitere zwei Esslöffel Wasser hinzufügen sollten, fahren Sie mit dem Kochen für die folgenden vier Minuten fort.

Danach den Deckel der Pfanne abnehmen und langsam den Essig unter Schwenken der Mischung hineingießen. Lasst es euch schmecken!

8. Gurken-Räucherlachs-Salat-Wraps

Dieses Rezept ist leicht, gesund und köstlich und kann als einfaches Frühstück oder als Snack gegessen werden Die angegebenen Mengen sind für vier Portionen gedacht.

Zutaten:

- Kopfsalatblätter (8)
- Englische Gurke (½)
- Geräucherter Lachs (8 Unzen)
- Frischer Schnittlauch
- Caesar-Salatdressing

Richtung:

Die Salatblätter auf einen Teller legen.

Verteilen Sie die Gurkenscheiben gleichmäßig auf den Salatblättern.

Jedes Blatt mit dem Räucherlachs belegen.

- Mit Schnittlauch garnieren und jeden Wrap mit dem Salat beträufeln

9. Flachs-Mandel-Brei

Dieses leckere Rezept für eine Schüssel Haferbrei ist eine gute Frühstücksvariante und kann für vier Portionen verwendet werden.

Zutaten:

- Bananen
- Mandelmilch (2 Tassen)
- Rohhonig
- Mandelmehl (3/4 Tasse)
- Flachsmehl
- Gemahlener Zimt
- Ahornsirup
- Apple

Richtung:

Den Kochtopf auf mittlere Hitze stellen.

Leinsamenmehl, Mandelmehl, Honig, Mandelmilch und Bananen hinzufügen und verrühren, bis eine glatte Masse entsteht.

- Zimt über die Mischung streuen.

Etwa 3-4 Minuten köcheln lassen.

Gießen Sie diesen Brei in die Schüsseln.

- Äpfel darüber geben.
- Servieren.
- Genießen!

10. Blaubeer-Hirse-Frühstücksauflauf

Dieses köstliche Rezept ist eine gute Frühstücksvariante und kann für vier Portionen verwendet werden.

Zutaten:

- Hirse (2 Tassen)
- Blaubeeren (2 Tassen)
- Apfelmus ((2 Tassen)
- Kokosnussöl (⅓ Tasse)
- Frischer Ingwer
- Gemahlener Zimt

Richtung:

Heizen Sie Ihren Ofen auf 350°F vor.

Hirse abtropfen lassen und etwa 1-2 Minuten lang abspülen.

Übertragen Sie es in Ihre große Schüssel.

Blaubeeren, Kokosnussöl, Apfelmus, Ingwer und Zimt vorsichtig unterheben.

Mit Alufolie abdecken.

Schieben Sie die Form in den vorgeheizten Backofen.

Backen Sie sie etwa 40 Minuten lang.

Entfernen Sie dann die Folie und backen Sie sie weitere 15 Minuten.

11. Apfelmus-Burger mit Spinat-Salat

Dieses leckere und gesunde Burger-Rezept eignet sich für vier Portionen

Zutaten:

- Geschnittene Jalapeno (1 St.)
  - Kreuzkümmel (2 Teelöffel)
- Gewürfelter Knoblauch (2 Teelöffel)
- Zerkleinerte dunkle Bohnen (2 Gläser à 14,5 oz.)
- Rote Süßkartoffel (2 Tassen)
- Geschlagenes Ei (1 St.)
  - Semmelbrösel (1 Tasse)
  - Vollkorn-Burgerbrötchen

Richtung:

Heizen Sie den Grill vor.

Kombinieren Sie das Eiweiß, das Getreide und die Zwiebeln. Außerdem ¼ Tasse Fruchtpüree. Das Hähnchenfleisch hinzufügen. Alles gut vermischen und einen Burger-Patty formen.

Die Bratpfanne mit einer Antihaftbeschichtung ausstreichen. Den Burger auf den Rost legen und vor dem Wenden etwa 5 Minuten braten. Weitere 5 Minuten anbraten oder bis das Fleisch nicht mehr rosa ist.

Das restliche Fruchtpüree erwärmen und über den Burger gießen. (Testen Sie mit den Mengen an Fruchtpüree und Getreide, bis Sie die ideale Konsistenz erreicht haben).

Während der Burger noch gart, verquirlen Sie einige Dressingzutaten für bestimmte zerstoßene Erdbeeren.

Einen Teller mit gemischtem Gemüse bereitstellen und Tomate, Zwiebel und Erdbeeren mischen. Mit dem Dressing übergießen. Servieren.

12. Blackened Chicken Avocado Power Bowl

Nährwertangaben:

- 57 g Eiweiß
- 30 g Fett
- 28 g Kohlenhydrate
  - Kalorienzählung: 602

Zutaten:

- Chili-Pulver
- Pulverisierter Knoblauch
- Pulverisierte Zwiebel
  - Kümmel
  - Hühnerbrust
  - Brokkoli-Röschen
- Gelbes Glockenpapier
  - Leben
  - Kichererbsen
  - Rotkohl
  - Avocado
- Italienisches Gewürz

Prozess:

Reiben Sie das Huhn zu Beginn mit den Gewürzen ein. Chilipulver, Zwiebelpulver, Knoblauchpulver, Salz, Paprika, Kreuzkümmel, italienische Gewürze und Pfeffer sollten dafür in einer Schüssel vermischt werden.

• Zum Würzen des Hähnchens etwas von der Gewürzmischung darüber streuen und einmassieren. In einer Pfanne mit schwerem Boden auf mittlerer Flamme ein Drittel des Öls erhitzen.

Das Hähnchen einige Minuten auf jeder Seite in einer Pfanne mit erhitztem Öl braten. Drittens: Braten Sie das Gemüse im Ofen. Bereiten Sie einen Ofen mit 425 F vor.

Paprika, Brokkoli und Kichererbsen auf einer Pfanne zum Backen ausbreiten. Vor dem Schwenken des Gemüses das restliche Öl hinzugeben. Mit Salz, Pfeffer und einer Prise der Gewürzmischung würzen. Vorsichtig schwenken. Gleichmäßig verteilen.

Das Backpapier in den Ofen schieben und zum Backen eine Temperatur von 400°F einstellen. Der Backvorgang sollte fünfzehn Minuten lang fortgesetzt werden oder so lange, bis das Gemüse zart geworden ist. Zum Servieren die Avocado und den Rotkohl mit dem gebratenen Gemüse mischen. Mit dem Hähnchen bestreuen und servieren.

13. Schüssel mit braunem Reis und Pute

Zutaten:

- Brauner Reis
  - Hühnerbrühe
  - Sojasauce
  - Olivenöl
  - Scallions
  - Sesamsamen
  - Salz
  - Paprika
  - Türkenbrust
  - Baby-Spinat
  - Sesamöl

Methode:

- Für die Zubereitung des Reises einen ausreichend großen Topf auf mittlerer Flamme erhitzen. Geben Sie 14 Tassen Wasser, 12 Tassen Brühe, etwas Salz und den Reis hinein. Achten Sie darauf, dass Sie einen Deckel auflegen.

Wenn das Wasser im Topf zu kochen beginnt, die Hitze reduzieren. Lassen Sie den Reis köcheln lassen, bis es gar ist. Bei Bedarf zusätzliche Flüssigkeit zugeben. Stellen Sie sicher, dass Ihr Ofen auf 425 Grad vorgeheizt ist.

Verwenden Sie Folie, um eine Backform auszulegen. Zum Garen das Essen besprühen.

Den Truthahn mit einer Kombination aus Salz und Pfeffer würzen und auf dem Backblech liegen lassen, wo er ist. Den Truthahn mit der Hälfte der Sojasauce bestreichen. Den Ofen auf dreißig bis fünfundvierzig Minuten einstellen, oder bis das Essen perfekt gegart ist.

gebräunt, und legen Sie dann das Backblech hinein. Nach 20 Minuten im Ofen drehen Sie die Putenbrust um. Ein Fleischthermometer, das in die Mitte eines gegarten Truthahns gesteckt wird, sollte mindestens 165 Grad Fahrenheit anzeigen.

- Um den Truthahn zu zerlegen, muss er aus dem Ofen genommen werden. Decken Sie ihn mit Alufolie ab, aber nur locker. Warten Sie 5 Minuten und versuchen Sie es dann erneut. Der Truthahn sollte in sehr dünne Scheiben geschnitten werden. 8 Geben Sie die restliche Sojasauce, die Frühlingszwiebeln und den Spinat in den Reis. Die Hitze erhöhen und den Rest der Brühe zum Reis geben. Eine gesunde Mischung beibehalten. 9 - Eine Schüssel mit Reis anrichten. Geben Sie etwas Putenfleisch dazu und machen Sie Feierabend.

Zum Servieren mit Sesamöl beträufeln und mit Sesamsamen bestreuen.

14. Gewürzte Mango-Suppe mit Tofu

Dieses einfache und köstliche Gericht hat einen einzigartigen süßen, würzigen und pikanten Geschmack und wirkt durch die Verwendung von Kurkuma auch entzündungshemmend.

Zutaten:

TOFU:

- fester Tofu
  - Pflanzenöl
  - Chilipulver
  - Zimtpulver
  - Himalaya-Salz rosa
  - Kräutermischung
  - Kurkuma-Pulver
  - Kugeln
  - ginger
- Knoblauchzehen
  - Wasser
- jedes vegane Öl
  - Kreuzkümmelsamen
- 2 Lorbeerblätter

  Kokosnussmilch in Dosen

Ungesüßtes reifes Mango-Fruchtfleisch oder Püree
  - Salz
  - Essig
- Schwarzer Pfeffer

- Indische Gewürzmischung
- Gehackter Koriander

Methode:

Tofu: Die dicke Tofuplatte in Stücke schneiden. Sie müssen auf ein frisches Geschirrtuch gelegt werden. Legen Sie ein zweites Geschirrtuch darauf. Warten Sie zehn Minuten, nachdem Sie ein Gewicht von etwa 10 Pfund auf die Platte gelegt haben. Außerdem ist gepresster Tofu eine Option. Die Tofuscheiben sollten in Würfel geschnitten werden.

Geben Sie etwas Öl in eine gusseiserne Pfanne und erhitzen Sie es auf mittlerer Flamme. Wenn Sie erhitztes Öl verwenden, kippen Sie die Pfanne, um eine gleichmäßige Abdeckung zu gewährleisten. Den Tofu unter ständigem Rühren hinzugeben und 4 Minuten lang anbraten, bis die Seiten leicht gebräunt sind. Salz hinzufügen und Chilipulver, Zimt, Garammasala und Salz gründlich vermischen. Nach weiteren 2 Minuten von der Herdplatte nehmen.

Für die dicke Suppe die Schalotten, den Knoblauch und den Ingwer mit zwei Tassen Wasser in einen Mixer geben und pürieren, bis alles glatt ist. In einem großen gusseisernen Topf das Öl bei mittlerer Temperatur erhitzen. Nachdem das Öl erhitzt ist, die Nelken, die Lorbeerblätter und den gemahlenen Kreuzkümmel hinzufügen. Das dauert nur eine Minute. Wenn die Zwiebelmischung anfängt zu trocknen und ihr rohes Aroma verloren hat, das Zwiebelpüree einrühren. Um ein Anhaften zu verhindern, in den ersten 13-15 Minuten häufig umrühren. Kurkuma, Apfelwein, Salz und Mangofruchtfleisch gründlich unter die Kokosnusscreme mischen. Den Tofu und die restlichen Zutaten aus der Tofupfanne in den gusseisernen Topf geben. Etwas schwarzen Pfeffer darüber streuen.

Alles kombinieren, den Deckel auf den Topf legen und köcheln lassen, bis die Sauce kocht. Die Flamme reduzieren und die Sauce bei geschlossenem Deckel köcheln lassen, bis die gewünschte Konsistenz erreicht ist. Passen Sie Salz und Schärfe nach Ihrem Geschmack an. Versuchen Sie, einen weiteren halben Teelöffel Zucker hinzuzufügen, wenn das Mangofruchtfleisch nicht süß genug ist. Garam masala und Koriander zum Garnieren verwenden und heiß servieren.

15. Hühnerfleischbällchen mit Knoblauchbutter und Blumenkohl-Reis

Nährwert:
- Kalorienzählung:342

Zutaten:

Truthahn   oder Huhn
- Knoblauch
- Papierflocken
- Hühnerbrühe
- Petersilie   oder Koriander
- Scharfe   Soße
- Käse
- Italienisches   Gewürz
- Butter
- zerbröckelter   Brühwürfel
- Blumenkohl
- Salz
- Papier

Prozess:

Den Blumenkohlreis in eine mikrowellengeeignete Schüssel geben. Der Reis sollte mit Wasser bedeckt sein und der Deckel aufgesetzt werden. Etwa 2 Minuten lang bei starker Hitze zubereiten. Überprüfen Sie, ob der Blumenkohlreis servierfertig ist. Eventuell sind zusätzliche Sekunden Kochzeit erforderlich.

Für die   Fleischbällchen in einer Schüssel das Hühnerhackfleisch mit dem Knoblauch, dem Brühwürfel, der Hälfte der Petersilie, dem Käse, den italienischen Gewürzen, den roten Paprikaflocken und dem Pfeffer vermengen. Die Zutaten zu Fleischbällchen formen und auf einer Platte beiseite stellen. Drittens: Schmelzen Sie die Hälfte der Butter in einem gusseisernen Topf auf kleiner Flamme. Sobald die Fleischbällchen von allen Seiten gebräunt sind und das gesamte Fett aufgesogen haben, nehmen Sie sie aus der Pfanne. Während die Fleischbällchen im Ofen sind, mit einem Schaumlöffel den Bratensaft über die Bällchen gießen. Nehmen Sie die Fleischbällchen und legen Sie sie auf einen Teller.

Den Rest der Butter in die Pfanne geben. Sobald die Butter geschmolzen ist, die restliche Petersilie, die scharfe Soße, die roten Paprikaflocken, den gehackten Knoblauch und die scharfe Soße unterrühren. Lassen Sie das Ganze eine Weile backen. Den Herd ausschalten und das Essen nach Geschmack mit Pfeffer und einer Prise Salz würzen. Serviervorschlag

Eine Schüssel mit Blumenkohlreis füllen. Die Fleischbällchen mit dem Blumenkohlreis mischen und servieren. Die Fleischbällchen und der Blumenkohlreis sind fertig zum Servieren, also die Sauce darüber gießen.

Blumenkohlreis ist optional; normaler Reis funktioniert genauso gut. Durch die Umstellung auf die gesündere Alternative Blumenkohlreis verschieben sich die Nährwertangaben. Sieben, Sie können das Hähnchen, den Reis und die Soße im Voraus zubereiten und in einzelnen Behältern im Kühlschrank aufbewahren.

In der Mikrowelle aufwärmen und servieren.

16. Linsen-Knoblauch-Suppe mit Kurkuma

Linsensuppe ist ein Wohlfühlessen. Sie enthält reichlich Eiweiß und Kohlenhydrate. Außerdem enthält sie Kurkumapulver, das entzündungshemmende Eigenschaften hat.

Zutaten:

- Geschnittene Zwiebeln (2 Laptops.)
  - Staudensellerie in Scheiben (1 Tasse)
- Geschnittene Möhren (1 Tasse)
- Gemahlener Ingwer (2 Teelöffel)
- Gehackter Knoblauch (1 Teelöffel)
- Kurkuma (1 Teelöffel)
- gemahlener Kreuzkümmel (1/2 Teelöffel)
- gemahlener Cayennepfeffer (1/4 Teelöffel)
  - Gemüsebrühe oder Fond (6 Tassen)
- Linsen (1 Tasse)

Nicht abgetropfte, zierliche, gewürfelte Tomaten (1 Dose à 14,5 Unzen)

Richtung:

Zwiebeln in einem großen Topf auf mittlerer bis hoher Flamme 3 - 4 Minuten anbraten oder bis die Zwiebeln zart sind.

Sellerie und Karotten in den Topf geben und weitere fünf Minuten kochen lassen. Knoblauch, Garam Masala, Kurkuma, Kreuzkümmel und Cayennepfeffer in den Topf geben und weitere 30 Sekunden kochen lassen.

Geben Sie die Tassen Brühe, die Linsen, die Kichererbsen und die Tomaten in den Topf und mischen Sie die Zutaten so lange, bis sie alle miteinander verbunden sind.

Die Brühe anderthalb Stunden lang kochen, bis die Linsen weich sind.

Für eine cremigere und dickere Suppe können Sie einen Teil der Brühe herausnehmen und mit einer Küchenmaschine pürieren, dann wieder in den Topf geben und umrühren.

17. SPLIT Erbsensuppe mit Gewürzen und Kokosnuss Zutaten::

Zutaten:

- Kichererbsen (Chana Dal)
    - Wasser
    - Ingwerpaste
- Scharfe Sauce
- Veganes Masala
- Garam masala
    - Oliven- oder Pflanzenöl
    - Butter
    - Frischkäse
    - cilantro
- Chaat Masala, zum Garnieren
- gefrorene grüne Erbsen, aufgetaut, falls gefroren
- Koriander, Zitronensaft, gehackte Zwiebel, zum Garnieren Brötchen
    - Pfefferflocken, zum Garnieren

Methode:

Erbsensplit (Dal): 3 1/2 Tassen Wasser, Kurkuma und das Gewürz in einen Topf geben. Die Erbsen müssen 30-40 Minuten in einem teilweise abgedeckten Topf bei mittlerer Hitze kochen oder bis sie sehr weich sind. Salz und Zucker zugeben und gut vermischen. Während Sie das Gewürz zubereiten, die Hitze auf ein Köcheln reduzieren.

- Temperieren Eine kleine Pfanne mit Öl darin sollte bei mittlerer Hitze erhitzt werden. Es dauert nur etwa eine Minute, bis die Kokosflocken im Ofen braun werden. Die Kokosraspeln in eine Schüssel geben und vom Herd nehmen. Erhitzen Sie das Öl mit den Kreuzkümmelsamen, Zimtstangen, Kardamomsamen, Lorbeerblättern und Nelken für eine Minute oder bis sie aromatisch sind.

Die roten Chilischoten sollten zerkleinert und halbiert werden, bevor sie in die Pfanne gegeben werden. Das Anbraten der Cashews in der Pfanne unter ständigem Rühren sollte etwa eine Minute dauern. Gründlich mischen, bevor sie zu den Spalterbsen in Wasser gegeben werden. Falls erforderlich, die Erbsen schälen und einen Teil davon pürieren. Wenn nötig, abschmecken und mit Salz und Pfeffer würzen.

Anschließend die Erbsen mit 50 % der goldenen Kokosflocken vermischen. Abdecken und 5 Minuten köcheln lassen. Die restlichen roten Paprikaflocken und Kokosflocken zum Garnieren hinzugeben. Kurz vor dem Servieren die Flüssigkeit aus den mit Lorbeer- und Zimtblättern gekochten Spalterbsen abgießen. Spalterbsen müssen gespült und 15 Minuten eingeweicht werden, bevor sie im Schnellkochtopf gekocht werden können. Die abgetropfte Kurkuma mit drei Tassen Wasser im Schnellkochtopf kochen. Weitere 10 bis 15 Minuten kochen lassen, wenn die Druckanzeige voll ist. Einfach abkühlen lassen und den Druck auf natürliche Weise abfallen lassen.

18. Tofu mit Zwiebelsoße

Zutaten:

- Gehackte gelbe Zwiebeln
- Grüne Chilis mit Samen
- Fünf Knoblauchzehen
- Ingwerwurzel
- Wasser
- Kreuzkümmelsamen
- Stange schwarzer Kardamom
- Bockshornkleesamen
- 1 Stange Zimt
- Pflanzenöl
- rote Zwiebeln, in feine Scheiben geschnitten
- Glockenpfeffer
- Zucker
- Salz
- ein viertel Teelöffel gemahlener Kurkuma
- Koriander, gemahlen
- Paprika oder Cayennepfeffer
- Wasser
- zum Garnieren Zitronensaft verwenden.
- 8 Unzen Tempeh

Methode:

- Für die Zwiebelpaste Zwiebel, Chili, Knoblauch und Ingwer mit 1/4 Tasse Wasser in einen Mixer geben und pulsieren, bis die Paste glatt ist.

Für die Sauce Kreuzkümmel, Nelken, Kardamom und Bockshornklee zu einer groben Paste zerstoßen. Einen großen gusseisernen Topf auf mittlerer Flamme erhitzen. Die Mischung nach dem Hinzufügen der Gewürze etwa eine Minute lang trocken rösten, oder bis die Gewürze duften.

Das Öl mit den Gewürzen in die Pfanne geben. Das Öl erhitzen. Paprika, Zwiebeln, Zucker und 1/4 Teelöffel Salz nach Geschmack hinzufügen. Nach etwa 20 Minuten Schwenken und Rühren beginnen die Zwiebeln zu karamellisieren oder werden goldbraun. 2 Teelöffel der Zwiebel-Paprika-Mischung können als Garnitur verwendet werden.

- Die Zwiebelpaste aus Schritt 1 MIT den Gewürzen Kurkuma, Koriander, Paprika und 1/2 Teelöffel Salz in einer Schüssel vermengen. Unter gelegentlichem Umrühren sechs Minuten lang kochen, oder bis das Aroma zu duften beginnt.

Bevor Sie das Wasser und den gedämpften Tempeh hinzufügen, rühren Sie gut um. Die Hitze sollte auf mittel-niedrig eingestellt werden. 20 Minuten kochen lassen, damit die Sauce eindickt und der Tempeh die Farbe der Sauce aufnehmen kann. Die karamellisierten Zwiebeln als Garnitur darauf legen. Sofort servieren.

19. PULAO-Reis-Garnelen Zutaten::

Zutaten:

- Garnelen in Schale
- Kokosmilch
- Wasser
- Lauben
- Kardamomen
- Rotes Chilipulver
- Kurkuma-Pulver
- Frischer Koriander
- Garam masala
- Schwarzer Pfeffer und Paprika
- Asafetida-Pulver
- Natives Olivenöl extra

Richtung:

Etwas Olivenöl in die Bratpfanne geben . Erhitzen Sie es. Dann den schwarzen Pfeffer, die Kardamomblätter, die Lorbeerblätter und die Gewürznelken hineingeben und etwa ein bis zwei Minuten kochen lassen, bis sich das Aroma entfaltet. Kardamom, Lorbeerblätter und Gewürznelken sollten auch in das Teeblatt-Ei gegeben werden. Garnelen, Asafoetida-Pulver, Kurkuma, Garam Masala, Chilipulver und Salz hinzugeben und alles gut vermischen. Nach dem Abgießen den Reis in den Topf geben und mit einer Mischung aus 500 Milliliter Wasser und

200 Milliliter Kokosmilch bedecken. Die Hitze reduzieren und weiter köcheln lassen, bis das Essen vollständig gar ist.

- Zum Schluss einige frische Korianderblätter darüber streuen.

20. KARTOFFEL-Rosmarin-Risotto

Zutaten:

- Rosmarin
- Gehackte grüne Zwiebel
- Olivenöl
- Arborio-Reis
- Yukon-Goldkartoffel
- Parmesankäse
- Hühnerbrühe
- Butter ,(zerkleinert)
- Pfeffer und Salz, nach Geschmack

Richtung:

Etwas Olivenöl in den holländischen Ofen geben und diesen auf mittlerer Stufe erhitzen. Den Rosmarin eine Minute lang kochen, nachdem er in die Pfanne gegeben wurde. Im nächsten Schritt die grüne Zwiebel hinzufügen und zwei Minuten lang sautieren, bis sie glasig wird.

Die Flamme auf mittlere Stufe reduzieren und vor dem Servieren mit Salz bestreuen. Lassen Sie die Haut acht Minuten lang schwitzen.

Sobald der Deckel abgenommen, die Flamme auf mittlere Stufe gestellt und der Deckel wieder aufgesetzt wird, sollte der Reis hinzugefügt werden. Alles gründlich vermischen. Nach der Zugabe der Kartoffel eine weitere Minute kochen. Nach Zugabe der Hühnerbrühe die Mischung zum Kochen bringen. Die Flamme auf ein sanftes Köcheln reduzieren und zwanzig Minuten lang kochen, bis die Nudeln fest, aber zart sind.

Schalten Sie die Flamme aus, bevor Sie die Butter und den Parmesan hinzufügen. Die nächsten fünf Minuten ruhen lassen. Falls nötig, noch etwas Brühe hinzufügen. Das Fleisch mit schwarzem Pfeffer pfeffern.

21. SPICY Roter Linsen-Blumenkohl-Kartoffel-Auflauf

Zutaten:
- Öl
- rote Linsen
- Geschnittene Möhren
- Salz
- gemahlene Kurkuma
- Pulverisierter Knoblauch
- garam masala
- Kreuzkümmelsamen
- Cayennepfeffer
- Flocken von getrockneten Zwiebeln
- tomaten ,
- Blumenkohl
- Salz
- Bockshornkleeblätter
- eine kräftige Prise schwarzer Pfeffer
- Russet-Kartoffeln
- Salz
- Knoblauchpulver
- Korianderpulver
- cayenne
- Distelöl
- Gehackter Koriander
- Zitronensaft zur Dekoration

Methode:

Heizen Sie den Ofen auf 400 Grad vor. Wasser, rote Linsen, Karotten, Salz, Cayennepfeffer, Kreuzkümmel, Zwiebelflocken, Kurkuma, Knoblauch, Garam Masala und Garam Masala in die Auflaufform geben. Vorsichtig vermischen, dann die Tomatenscheiben über der Linsenmischung verteilen.

Den Blumenkohl ausbreiten und dann die Tomaten darauf verteilen. Den Blumenkohl mit Öl bestreichen oder besprühen und mit Salz und Pfeffer würzen. Zupfen Sie einige Bockshornkleeblätter mit den Fingern auseinander und streuen Sie sie über den Blumenkohl. Ersetzen Sie den Bockshornklee durch 1/2 Teelöffel Senfpulver und streuen Sie es über den Blumenkohl.

Kartoffelstücke in den Blumenkohl geben , so dass der Boden und die Seiten der Form bedeckt sind. Die Kartoffeln werden sich während des Backens verkleinern. Nachdem Sie die Kartoffeln mit Öl eingepinselt oder besprüht haben, können Sie sie mit Salz, Knoblauchpulver, Koriander und Cayennepfeffer würzen.

Die Kartoffeln sollten leicht mit Wasser besprüht oder beträufelt werden. Nach 50 bis 60 Minuten im Ofen sollten die Blumenkohl- und Kartoffelschichten so zart sein, dass man sie mit einem Zahnstocher durchstechen kann. Sofort heiß servieren und mit frischem Koriander und Zitronensaft garnieren.

22. Linsengebäck

Zutaten:

- eine halbe Tasse rote Linsen
  - Wasser
  - Fenchelsamen
  - Koriandersamen
- Garam Masala
- Knoblauch püriert
  - Ingwerpaste
- Scharfe Sauce
- Veganes Masala
- Garam masala
  - Oliven- oder Pflanzenöl
  - Butter
  - Frischkäse

Methode:

- Für die Füllung die Linsen und 1 Tasse Wasser in einem Kochtopf zum Kochen bringen. Die Linsen in einer zur Hälfte abgedeckten Pfanne bei mittlerer Hitze kochen, bis sie durchgekocht sind und die Schalen gerade anfangen zu reißen. Nach neun Minuten umrühren und noch einmal nachsehen. Wenn die Linsen austrocknen und an der Pfanne kleben bleiben, fügen Sie noch ein oder zwei Esslöffel Wasser hinzu. Die empfohlene Kochzeit beträgt zehn bis elf Minuten. Schütten Sie die überschüssige Flüssigkeit ab und stellen Sie sie beiseite.
- Zur Herstellung der Gewürzmischung einen Topf auf mittlerer Stufe erhitzen und die Koriander- und Fenchelsamen etwa einen Moment lang trocken rösten, oder bis die Fenchelsamen beginnen, ihren Ton zu verändern. Die Zutaten mit Cayennepfeffer, Koriander, Kurkuma und Garam Masala mahlen, sobald sie abgekühlt sind.

- Zwei Esslöffel Öl in einen Topf geben und auf mittlere Hitze stellen. Das Öl in einem kleinen Topf erhitzen und Knoblauch, Ingwer und Asafetida hinzufügen; eine Minute lang anbraten oder bis der Knoblauch goldgelb ist. Nachdem Sie die gemahlenen Aromen aus Schritt 2 hinzugefügt haben, rühren Sie alles gut um und lassen es eine Weile kochen. Die gekochten Linsen mit dem Salz und dem Chat Masala vermischen. Nach etwa 4 bis 5 Minuten, wenn die Mischung brüchig ist und einige der Linsen zerdrückt wurden, weiter schwenken und erhitzen. Mit Salz und Pfeffer abschmecken. Am besten beginnt man mit dem Backen, solange die gebackenen Produkte noch kühl sind.
- Der Blätterteig muss hergestellt werden. Er sollte glatt werden, wenn Sie ihn eine Minute lang brauchen. Falls nötig, zusätzliche Flüssigkeit hinzufügen, um den Teig weich zu halten. Aus dem Teig Kugeln in der Größe von Golfbällen formen. Rollen Sie jede Kugel auf einer bemehlten Fläche auf einen Durchmesser von vier oder fünf Zentimetern und eine Dicke von etwa einem Achtelzoll aus. Wenn Sie möchten, können Sie auch schiefe Kreise ziehen.
- Mit den Händen und 1,5-2 Teelöffeln der Linsenmischung eine Kugel formen. Den Teig ausbreiten und die gefüllte Kugel darauf setzen. Zum Fixieren den Stoff in der Hälfte der Länge falten und an beiden Rändern andrücken. Der Kuchen muss auf einer mit Stoff ausgelegten Backform leicht angedrückt werden. Fahren Sie mit den restlichen Backwaren fort. Der Grill sollte auf eine Temperatur von 400 Grad Fahrenheit vorbereitet werden. Verteilen Sie das Öl mit einem Pinsel oder einer Sprühflasche.
- Der Teig sollte 20-25 Minuten lang gebacken werden, oder bis er golden und knusprig ist. Überprüfen Sie die Ausrichtung des Randes und der Mitte. Kurz vor dem Servieren nur ein wenig. Er kann eine Weile bei Zimmertemperatur stehen, ohne zu verderben. Abgedeckt bis zu vier Tage im Kühlschrank aufbewahren. Kurz vor dem Servieren wieder aufwärmen.

23. BUTTERNUT-Kokosnuss-Rote-Linsen-Suppe

Diese einfache Linsensuppe mit Butternusskürbis und Kokosmilch eignet sich perfekt für den Herbst und ist eine gute Alternative für die Unterhaltskasse.

Zutaten:

- 3 mittlere Kartoffeln

Eine Zwiebel, gehäutet und geteilt

- Knoblauch püriert
  - Ingwerpaste
- Scharfe Sauce
- Veganes Masala
- Garam masala

- Oliven- oder Pflanzenöl
- Butter
- Frischkäse
- Zwei Teelöffel Essig
- Zwei Esslöffel Kurkuma
- Chilipulver

Methode:

Zunächst das Öl in einem gusseisernen Topf auf mittlerer Flamme erhitzen. Wenn das Öl heiß ist, die Curryblätter und Senfkörner hineingeben. Das Essen dreißig Sekunden lang zubereiten. Etwa eine Minute lang, oder bis der Knoblauch goldgelb ist, das Asafetida mit dem fein gehackten Knoblauch anbraten. Nach fünf Minuten den Deckel abnehmen, alles gut umrühren und dann den Kürbis hinzufügen. Die Kokosnuss, das Chilipulver und das Garam Masala müssen miteinander vermischt werden, damit sie gleichmäßig bedeckt sind.

Anschließend die abgetropften Linsen wieder in den Topf geben. Wenn Sie das Salz, das Wasser und die Kokosmilch hinzufügen, achten Sie darauf, alles gut zu vermischen. Nach dem Aufwärmen bis zum Siedepunkt sieben Minuten lang zugedeckt kochen. Dann zugedeckt auf kleiner Flamme 13-16 Minuten kochen, bis der Kürbis und die Linsen weich sind. Mit frischem Zitronensaft und gehacktem Koriander garnieren und servieren.

24. KUPFERBLUMEN in Curry-Sauce getaucht

Zutaten::

- Blumenkohlkopf
- 3-4 Quarts Wasser
- Salz
- Kurkuma
- cayenne
- Öl für die Sauce
- ginger
- 6 Knoblauchzehen
- Rote Paprikaflocken,
- onion
- garam masala
- Kreuzkümmel-Pulver
- Korianderpulver
- Kurkuma (2 1/2 Tassen)
- Tomaten

- Salz, nach Geschmack
  - Ahornsirup
- getrocknete Bockshornkleeblätter
- 6 Unzen vegane Kokosnussmilch

eingeweichte Cashews in Wasser

Methode:

In einem großen Topf viel Wasser erhitzen. Den Blumenkohl vollständig in das Wasser tauchen. Salz, Kurkuma und Cayennepfeffer (falls verwendet) in das Wasser geben. Den Blumenkohl in einen Topf mit stark sprudelndem Wasser tauchen. Nach 3 Minuten unter dem Deckel weitere 3 Minuten unter dem Deckel kochen. Das Blanchieren sorgt dafür, dass der Blumenkohl beim Braten in der Mitte durchgebraten wird.

Das Öl in einem großen gusseisernen Topf auf mittlerer Flamme erhitzen und die Schalotten darin anbraten, bis sie goldgelb sind. Ingwer, Knoblauch und Chili hinzugeben und 2 Minuten lang anbraten. Unter Rühren werden indische Gewürzmischung, Kreuzkümmel, Koriander und Kurkumapulver hinzugefügt. Tomaten, Salz, Zucker und Bockshornkleeblätter werden empfohlen. Zugedeckt 8 bis 9 Minuten unter gelegentlichem Umrühren kochen, bis die Soße sämig ist. Die größeren Tomatenstücke werden zerkleinert.

- Nach einer kurzen Kühlzeit in einen Mixer geben. Die Cashews und die Kokosmilch einrühren, bis die Masse glatt und klebrig ist. Wenn die Soße sehr dickflüssig ist, können ein paar Esslöffel Wasser hinzugefügt werden. Beiseite stellen, nachdem Sie die Sauce probiert und Salz und Gewürze nach Bedarf angepasst haben. Der Ofen sollte auf eine Temperatur von 400 Grad Fahrenheit vorgewärmt werden.

Den blanchierten Blumenkohl in die Bratpfanne geben. Etwas Püree zwischen die Röschen geben, indem man sie mit den Händen zerteilt und die Sauce einsinken lässt. Gießen Sie das dicke Püree langsam über den Blumenkohl, so dass der gesamte Kopf bedeckt ist. Ein Teil der Sauce wird an den Rand fallen. Heben Sie etwa ein Drittel oder ein Viertel der Sauce auf, um sie später als Beilage zu servieren.

30 Minuten backen, dann das Gericht umdrehen, mit mehr Sauce übergießen und weitere 15 Minuten backen. Den Blumenkohl backen, bis er sich trocken anfühlt. Mit einer Gabel prüfen, ob er gar ist und die Sauce an der Seite beginnt einzudicken.

Die restliche Sauce bei mittlerer Temperatur zum Kochen bringen und als Beilage servieren. Nach Belieben kann blanchiertes Gemüse in die Sauce gegeben werden. Zum Servieren eine große Menge Blumenkohl in Scheiben schneiden. Mit der Sauce anrichten.

25. TEMPEH in Zwiebelsoße

Zutaten:

- gehackte gelbe Zwiebeln
  - Grüne Chilischoten mit Samen
- fünf Knoblauchzehen
    Ingwerwurzel
    - Wasser
    - Kreuzkümmelsamen
- Stange schwarzer Kardamom
    - Bockshornkleesamen
- 1-STICK Zimt
    - Pflanzenöl
    rote Zwiebeln, in feine Scheiben geschnitten
    - Glockenpfeffer
    - Zucker
    - Salz

Ein Viertel Teelöffel gemahlener Kurkuma
- Koriander, gemahlen
Paprika oder Cayennepfeffer
    - Wasser
    - Zitronensaft zum Garnieren verwenden.
- 8 Unzen Tempeh

Methode:

- Für die Zwiebelpaste Zwiebel, Chili, Knoblauch und Ingwer mit 1/4 Tasse Wasser in einen Mixer geben und pulsieren, bis die Paste glatt ist.

Für die Sauce Kreuzkümmel, Nelken, Kardamom und Bockshornklee zu einer groben Paste zerstoßen. Einen großen gusseisernen Topf auf mittlerer Flamme erhitzen. Die Mischung nach dem Hinzufügen der Gewürze etwa eine Minute lang trocken rösten, oder bis die Gewürze duften.

- Das Öl mit den Gewürzen in die Pfanne geben. Das Öl erhitzen. Paprika, Zwiebeln, Zucker und 1/4 Teelöffel Salz nach Geschmack hinzufügen. Nach etwa 20 Minuten Schwenken und Rühren beginnen die Zwiebeln zu karamellisieren oder werden goldbraun. 2 Teelöffel der Zwiebel-Paprika-Mischung können als Garnitur verwendet werden.

- Die Zwiebelpaste aus Schritt 1 MIT den Gewürzen Kurkuma, Koriander, Paprika und 1/2 Teelöffel Salz in einer Schüssel vermengen. Unter gelegentlichem Umrühren sechs Minuten lang kochen, oder bis das Aroma zu duften beginnt.

Bevor Sie das Wasser und den gedämpften Tempeh hinzufügen, rühren Sie gut um. Die Hitze sollte auf mittel-niedrig eingestellt werden. 20 Minuten Kochzeit einplanen, damit die Soße eindickt und der Tempeh die Farbe der Soße aufnimmt. Die karamellisierten Zwiebeln als Garnitur darauf legen. Sofort servieren.

Kapitel 4

Ballaststoffarme Ernährung

26. LOW-FIBER Omelett

Mit diesem Rezept für ein ballaststoffarmes Omelett können Sie sich einen guten Start in den Tag verschaffen. Mit diesem Rezept erhalten Sie ein Gericht (ein Omelett), aber Sie können die Zutaten gerne vervielfältigen, um einige für später aufzubewahren.

Zutaten:

- Salz
- Pfeffer
- ganzes Ei, vier große Eiweiße, vom Eigelb getrennt
- ungesalzene Butter
- geriebener Mozzarella-Käse

Richtung:

Ein ganzes Ei und vier Eiweiß in einem mittelgroßen Gefäß mit dem Schneebesen zu einer Mischung verarbeiten. Fügen Sie der Mischung gemahlenen schwarzen Pfeffer und Natriumchlorid hinzu.

Danach stellen Sie eine Bratpfanne auf eine mittlere bis niedrige Stufe und geben eine ausreichende Menge Butter in den Gusseisentopf. Sobald die Butter geschmolzen ist, fügen Sie die Zutaten aus der mittelgroßen Schüssel mit den Eiern, dem Salz und dem Pfeffer zu der Mischung hinzu. Fahren Sie nach dem Schmelzen der Butter mit dem Vorgang fort.

Nach dem Braten den Inhalt einer Vierteltasse Mozzarella-Käse gleichmäßig auf einer Seite des Omeletts verteilen. Es empfiehlt sich, das Omelett in der Hälfte zu falten, und zwar über dem Käse, damit der Käse besser schmilzt.

- Legen Sie das fertige Produkt auf einen Teller und genießen Sie das Erlebnis, es zu essen.

27. LOW-FIBER-Tofu

Die große Mehrheit der Menschen findet die Vorstellung, Würfel aus synthetischem Fleisch zu schlucken, abstoßend. Das ist nichts, was schwer zu verstehen ist.

Schließlich sind es nur Würfel aus einer Art Fleischimitat. Was sie trotzdem von anderen unterscheidet, ist die Tatsache, dass es sich um gute Fleischimitate handelt, und das ist letztlich alles, was wirklich zählt. Das folgende Rezept für Tofu ergibt insgesamt 4 Portionen, also bitte entsprechend einplanen.

Zutaten:
- Ahornsirup
- Zitronensaft
- Sojasauce
- Zehn Gramm extra-fester Tofu, Knoblauchpulver
- Kokosnussöl
- Sriracha

Richtung:

Nimm dir eine Schüssel, die ungefähr die richtige Größe hat. Zitronensaft, Sojasauce, Ahornsirup und Sriracha zusammen mit dem Tofu und dem Knoblauchpulver verrühren.

Diese Mischung vorsichtig unterrühren, damit die Form des Tofus nicht beeinträchtigt wird. Ziel ist es, die Tofuwürfel mit den restlichen Zutaten so gründlich wie möglich zu überziehen. Lassen Sie die Mischung eine Weile stehen, etwa fünfzehn Minuten, und rühren Sie sie währenddessen immer wieder um.

Eine gusseiserne Kasserolle auf den Herd stellen und die Flamme auf mittlere Stufe stellen. Das Kokosnussöl in die Pfanne geben. Nachdem es geschmolzen ist, die Tofuwürfel in die Pfanne geben und auf jeder Seite insgesamt drei Minuten braten lassen. Falls etwas übrig bleibt

Die restliche Mischung in die Schüssel geben, in den Topf geben und den Tofu auf jeder Seite eine weitere Minute anbraten.

Jetzt können Sie den Tofu genießen, indem Sie ihn auf eine Platte legen und sich selbst servieren. Nach ein paar Bissen werden Sie verstehen, was ich mit "guten Fleischwürfeln" gemeint habe.

28. Ballaststoffarmer Bananensmoothie

Der Begriff "einfach" ist möglicherweise eine Untertreibung, wenn es darum geht, den Grad der Komplexität dieses Gerichts zu beschreiben. Dieses Rezept zeichnet sich durch seine Einfachheit, seinen köstlichen Geschmack und die Tatsache aus, dass man nur zwei leicht erhältliche Zutaten benötigt. Die Kombination aus Bananen und Eis ist eine beliebte Wahl für Menschen, die eine erfrischende und nahrhafte Leckerei suchen. Auch wenn manche Menschen Bananen als ballaststoffreich empfinden, kann man dieses Rezept aufgrund der verwendeten Menge als ballaststoffarm einstufen, da es weniger als 5 Gramm pro Portion enthält.

Zutaten:

- Eine ganze Banane, gefroren
    - Eiswürfel

Richtung:

Auch hier könnte man argumentieren, dass der Begriff "einfach" eine zu starke Vereinfachung ist. Um den Smoothie zuzubereiten, sollten die gefrorene Banane und das Eis in einen Mixer gegeben und so lange gemixt werden, bis die Mischung eine smoothieartige Konsistenz hat.

Auch wenn man versucht sein mag, diesem Getränk Eiweißpulver beizumischen, ist es ratsam, davon abzusehen, da es potenzielle Nachteile und einen begrenzten Gesamtnutzen hat. Zusätzlich zu seinem hohen Proteingehalt weist Proteinpulver in der Regel eine hohe Konzentration an Ballaststoffen auf. Bei Unklarheiten ist es ratsam, die Nährwertangaben auf dem Etikett des Eiweißpulvers zu konsultieren. Die Verwendung zusätzlicher Zutaten ist zulässig, sofern die Menge pro Portion 2 Gramm nicht überschreitet.

Eine Überschreitung des vorgeschriebenen Grenzwertes führt jedoch zur Nichteinhaltung der ballaststoffarmen Phase.

29. Hausgemachte Apfel-Sauce

Das selbstgemachte Apfelmus, das Sie mit Hilfe dieses kinderleichten Rezepts herstellen können, ist ebenso köstlich wie einfach in der Zubereitung. Wer liebt nicht eine gute Portion Apfelmus? Wenn Sie dieses Rezept befolgen, erhalten Sie insgesamt 12 Tassen Apfelmus. Selbst wenn Sie es nur einmal machen, haben Sie genug für eine lange Zeit.

Zutaten:

Eine Maßeinheit, die einer Tasse Apfelwein oder Apfelsaft entspricht, dient als geeigneter Ersatz

- geschälte und in acht Stücke geschnittene Äpfel   für jeden Apfel
- Zimt

- brauner Zucker
- Eine Zitrone

Richtung:

Sammeln Sie Ihre Zutaten und geben Sie sie in einen Topf. Muskatnuss und Butter sind optionale Zusätze, je nach Geschmack. Für dieses Gebräu sollten Sie fünfundzwanzig Minuten Kochzeit bei mittlerer Hitze einplanen.

Danach alles in einen Mixer oder eine Küchenmaschine geben und so lange zerkleinern, bis es ganz glatt ist. Das fertige Produkt kann im Kühlschrank aufbewahrt werden, bis es zum Verzehr bereit ist. Glauben Sie mir, dieses Apfelmus ist köstlich.

30. Gebackener Lachs mit Rosmarin und Zitrone

Wenn Sie ein erfahrener Koch sind als die durchschnittliche Person, die Makkaroni und Käse zubereitet, sehnen Sie sich wahrscheinlich nach einer etwas größeren Herausforderung als der, die Sie derzeit in der Küche haben. Sie brauchen nicht weiter zu suchen. Wenn Sie dieses Gericht mit gebackenem Lachs und Rosmarin fertig haben, werden Sie insgesamt zwei Portionen haben. Bitte warten Sie nicht mehr lange, jetzt können wir anfangen.

Zutaten:

- Zwei Lachsfilets ohne Gräten und ohne Haut
    - Rosmarin-Geschmackstest zur Ermittlung der
    - Lemon
- Ein Teelöffel Olivenöl
- Grobes Salz

Wegbeschreibung:

Die Hälfte der Zitronenscheiben quer auf den Boden einer Auflaufform legen.

Als Nächstes streuen Sie zwei Rosmarinzweige über die Zitronenscheiben. Danach nehmen Sie Ihre Lachsfilets und legen sie auf die soeben ausgelegten Zitronenscheiben. Dies ist der nächste Schritt des Prozesses. Legen Sie die zwei verbleibenden Rosmarinzweige und die restlichen zwei Zitronenscheiben auf die Filets.

Das Gericht, das Sie soeben zubereitet haben, sollte als "Zitronen-Rosmarin-Sandwich mit Lachs in der Mitte" bezeichnet werden können. Zu guter Letzt geben Sie etwas Olivenöl über die Oberseite dieser Sandwiches mit Zitrone und Lachs.

Den Ofen auf 400 Grad vorheizen und eine mikrowellengeeignete Schale hineinstellen. Zwanzig Minuten lang garen. Je nach Geschmack zubereiten. Genießen!

31. Zitronen-Hühnerbrüste

Das zu besprechende Fleischrezept bezieht sich auf Hähnchen, das weltweit als eines der am häufigsten konsumierten Fleischsorten gilt. Die Wahrnehmung, dass fremde Küchen oft dem Geschmack von Hähnchen ähneln, kann darauf zurückgeführt werden, dass der Mensch häufig mit Hähnchen in Berührung kommt, was zu einer kognitiven Anpassung der Geschmacksknospen führt. Dieses kulinarische Rezept für außergewöhnliche Hühnerbrüste mit Zitronengeschmack ergibt insgesamt vier Einzelportionen.

Zutaten:

- Ein Teelöffel gehackter Knoblauch
- eine Menge geschmolzene Butter, die drei Teelöffeln entspricht.

Eine viertel Tasse Hühnerbrühe und eine Menge Zitronensaft (2 Teelöffel)

- ein Teelöffel italienische Würze. Das Salz und der Pfeffer sollten einem Geschmackstest unterzogen werden, um ein gewünschtes Geschmacksprofil zu erhalten, das mit den persönlichen Vorlieben übereinstimmt.
- einen Esslöffel Olivenöl.

Das Rezept verlangt 1 Esslöffel gehackte Petersilie und 1,5 Pfund Hähnchenbrust ohne Haut und Knochen.

Richtung:

Es empfiehlt sich, die Hähnchenbrüste auf beiden Seiten mit einer Gewürzmischung aus Salz, Pfeffer und italienischem Gewürz zu bestreichen, den Ofen auf 400 Grad vorzuheizen und eine große Bratpfanne zu nehmen. Das Olivenöl in die Mischung einrühren. Nachdem Sie das Olivenöl auf eine angemessene Temperatur erhitzt haben, legen Sie die Hühnerbrüste in den Topf.

Jede Seite der Hähnchenbrüste 4 Minuten lang braten. Das Hähnchen in eine Auflaufform mit geeigneter Größe geben.

Zunächst eine Schüssel nehmen und Hühnerbrühe, Knoblauch, Zitronensaft und Butter verrühren. Sobald die Mischung eine homogene Konsistenz erreicht hat, die Hühnerbrüste damit bestreichen.

Die empfohlene Backzeit für die Hähnchenbrüste beträgt etwa 30 Minuten oder bis sie vollständig durchgegart sind. Nach Beendigung des Garvorgangs nehmen Sie das Hähnchen aus dem Ofen und verwenden eine

Mit einem Löffel einen Teil der Soße, die sich am Boden gesammelt hat, herausnehmen und anschließend gleichmäßig auf dem Hähnchen verteilen.

Verteilen Sie die Petersilie gleichmäßig auf den Hähnchenbrüsten und genießen Sie das kulinarische Erlebnis.

32. Gebackener Spaghettikürbis mit Parmesankäse

Es ist möglich, dass der Fleischkonsum nicht mit Ihren diätetischen Vorlieben oder Bedürfnissen übereinstimmt. Auch wenn ich persönlich Ihre Sichtweise nicht vollständig nachvollziehen kann, so kann ich Ihnen doch verschiedene Sichtweisen oder Optionen zur Überlegung anbieten. Das folgende Rezept beschreibt die Zubereitung von gebackenem Spaghettikürbis mit Parmesankäse und ergibt insgesamt sechs Portionen.

Zutaten:

- Pfeffer
- Salz
- Parmesankäse
- Butter
- Spaghetti
- Squash

Richtung:

Es wird empfohlen, die Temperatur des Ofens zunächst auf 375 Grad Fahrenheit einzustellen.

Um den Spaghettikürbis vorzubereiten, empfiehlt es sich, die Oberfläche mit einem Messer einzuschneiden und so eine Reihe kleiner Löcher zu erzeugen. Achten Sie darauf, dass die Löcher gleichmäßig über den Kürbis verteilt sind. Verwenden Sie eine Auflaufform als Behälter für den Kürbis und backen Sie ihn etwa fünfzig Minuten lang, oder bis er zart ist.

Nachdem der Kürbis geröstet wurde, sollte er halbiert und alle Kerne durch Aushöhlen entfernt werden. Nehmen Sie eine Schüssel und eine Gabel und schaben Sie den Kürbis in die Schüssel, so dass lange und fleischige Stränge entstehen. Die Butter wird geschmolzen und in die Schüssel gegeben, dann wird der Kürbis mit dem Parmesan vermischt.

Zum Schluss die fertige Zubereitung mit Salz und Pfeffer abschmecken und noch heiß genießen.

33. Schweinekotelett

Schweinekoteletts sind ein beliebtes Fleischgericht, das in verschiedenen kulinarischen Traditionen auf der ganzen Welt häufig verzehrt wird. In der abschließenden Phase der Divertikulitis-Diät werden viele Fleischsorten als ungeeignet angesehen, da sie Entzündungen hervorrufen können. Es ist ratsam, sich rechtzeitig mit seiner Neigung zum Fleischkonsum auseinanderzusetzen. Was wäre effektiver als die Verwendung von Schweinekoteletts?

Dieses spezielle Rezept für Schweinekoteletts reicht für insgesamt vier Portionen.

Zutaten:

- Butter,
  - Olivenöl
  - Knoblauchpulver
  - Honig
- Gehackter Knoblauch
  - Wasser
  - Salz
  - Paprika
  - Schweinekoteletts
- Weißer Essig

Richtung:

Erhöhen Sie die Temperatur Ihres Grills auf mittlere bis hohe Stufe. Alle Gewürze, einschließlich Knoblauchpulver, Pfeffer und Salz, über die Schweinekoteletts streuen, bevor sie gebraten werden. Das Olivenöl sollte in der Pfanne auf mittlerer bis hoher Stufe erhitzt werden. Braten Sie die Schweinekoteletts von beiden Seiten etwa 4 bis 5 Minuten lang an. Danach die Koteletts in einer einzigen Lage auf einer Platte anrichten und kurz beiseite stellen, während Sie mit dem nächsten Schritt fortfahren.

- Dann den Knoblauch in dieselbe Pfanne geben, nachdem die Hitze auf mittlere Stufe reduziert wurde. Die Zutaten etwa 30 Sekunden lang anbraten, oder bis das Knoblaucharoma wahrnehmbar ist. Danach das Wasser, den Honig und den Essig hinzugeben und

Mit dem Schneebesen weiterschlagen, während die Mischung noch etwa vier Minuten weiter kocht.

Die Schweinekoteletts wieder in die Pfanne legen und mit der soeben zubereiteten Sauce bestreichen, bevor sie wieder in den Ofen geschoben werden. Die Schweinekoteletts sollten dann für ein bis zwei Minuten gegrillt werden. Schweinefleisch ist eine der gefährlichsten Fleischsorten, wenn es um Parasiten geht, daher müssen Sie sicherstellen, dass das Innere Ihrer

Koteletts grau ist, bevor Sie sie verzehren. Legen Sie die Koteletts auf eine Platte und genießen Sie die Genugtuung, dass Ihr Fleischfresser-Juckreiz gestillt ist!

34. Geräucherte Truthahn-Zucchini-Sticks im Wickel

Es ist möglich, dass der Fleischkonsum nicht mit Ihren diätetischen Vorlieben oder Bedürfnissen übereinstimmt. Auch wenn ich persönlich Ihre Sichtweise nicht vollständig nachvollziehen kann, so bin ich doch in der Lage, Ihnen verschiedene Sichtweisen oder Optionen zur Überlegung anzubieten. Das folgende Rezept beschreibt die Zubereitung von geräuchertem Truthahn in Zucchini, der für insgesamt vier Portionen verwendet werden kann.

Zutaten:

- Geräucherter Truthahn
- Zucchini (2)
- abgepackter Rucola (1 Tasse)
- Salz

Richtung:

Legen Sie den geräucherten Truthahn auf Ihre Arbeitsfläche.
- Zucchini, Rucola und Salz darüber geben.

Wickeln Sie den Truthahn um das Gemüse.
- Wiederholen Sie den Vorgang mit den restlichen Zutaten.
- Servieren.
- Genießen!

35. Salat mit Balsamico-Huhn, Tomaten und weißen Bohnen

Das zu besprechende Fleischrezept bezieht sich auf Hähnchen, das weltweit als eines der am häufigsten konsumierten Fleischsorten gilt. Die Wahrnehmung, dass fremde Küchen oft dem Geschmack von Hühnchen ähneln, kann darauf zurückgeführt werden, dass der Einzelne häufig mit Hühnchen in Berührung kommt, was zu einer kognitiven Anpassung seiner Geschmacksnerven führt. Dieses kulinarische Rezept für außergewöhnliches Balsamico-Huhn, Tomaten und weißen Bohnensalat ergibt insgesamt vier Einzelportionen.

Zutaten:

- Fettmayonnaise (1/2 Tasse)
- Fein gespaltene kleine Zwiebel (1 St.)

- Fein gehackte Stangensellerie (1 St.)
- Gehackter Knoblauch (1 Zehe)
- Gemahlener dunkler Pfeffer (1/8 Teelöffel)
- gehackte Petersilie (1 Esslöffel)
- Salz (1/8 Teelöffel)

Ausgelaugte Bücklinge oder geräucherter Hering (1 St. à 6 Unzen)

- Zitronensaft (1 Teelöffel)

Richtung:

Alle Zutaten außer dem Bückling in einer mittelgroßen Schüssel vermengen.

- Gehackte Bücklinge zur Mischung geben und zart werfen.

Sobald der Teller mit dem gemischten Grün fertig ist, kühl stellen. Sie können es als Füllung für Sandwiches oder als Beilage zu Ihrem Hauptgericht verwenden.

36. HÜHNCHEN Cacciatore

Zutaten:

- Fein gehackter Stangensellerie (1 St.)
    - Zitronensaft (ein Teelöffel.)
- Gehackter Knoblauch (1 Zehe)
    - Paniermehl (1 Tasse)
    - Vollkorn-Burgerbrötchen
    - Gemüsebrühe (5 Tassen)
- Ausgepresste Orange (2 Tassen)
- gehackte Petersilie (ein Esslöffel)

Richtung:

Den Broiler auf 400°F vorheizen. Süßkartoffeln putzen und in kleine Stücke schneiden.

- Die Süßkartoffeln auf einem Bogen Backpapier anrichten und gleichmäßig mit Salz, Pfeffer und Olivenöl bestreichen.

Die Kartoffeln 45-50 Minuten bei 400°F im Ofen garen, oder bis die Süßkartoffeln stark karamellisiert sind. Beiseite stellen.

In einem großen Suppentopf den Lauch oder die Zwiebeln bei mittlerer bis starker Hitze 8 Minuten kochen oder bis sie zart sind.

Den Weißwein zugeben und bis zum Siedepunkt erhitzen, bis der Wein verschwindet.

Sobald der Wein verdampft ist, die Gemüsebrühe, den Thymian und die Süßkartoffeln hinzugeben und die gesamte Suppenmischung zum Sprudeln bringen.

Die Hitze herunterdrehen und 20 Minuten schmoren lassen, bis das Gemüse zart ist.

Pürieren Sie die Suppe in Gruppen mit einem Mixer . Jede Gruppe von Suppen vor dem Servieren erwärmen.

37. HÜHNCHEN Adobo

Zutaten:

- Gehackte kleine Zwiebel (1 St.)
- Geschnittene Jalapeno (1 St.)
  - Kreuzkümmel (2 Teelöffel)
- Gewürfelter Knoblauch (2 Teelöffel)
- Zerkleinerte dunkle Bohnen (2 Gläser à 14,5 oz.)
- Rote Yamswurzel (2 Tassen)
- Geschlagenes Ei (1 St.)
  - Semmelbrösel (1 Tasse)
  - Vollkorn-Burgerbrötchen
- Deli gebratener Truthahn (1 GANZER)
  - Vollkornweizen oder eine Kombination von Körnern (6 Stück)

Richtung:

Alle Zutaten außer dem Bückling in einer mittelgroßen Schüssel vermengen .

- Gehackte Bücklinge zur Mischung geben und zart werfen.

Sobald der Teller mit dem gemischten Grün fertig ist, kühl stellen . Sie können es als Füllung für Sandwiches oder als Beilage zu Ihrem Hauptgericht verwenden.

38. Hähnchen und Paprika-Sauté

Zutaten:

- Gehackte kleine Zwiebel (1 St.)
- Geschnittene Jalapeno (1 St.)
- Kreuzkümmel (2 Teelöffel)
- Fein gehackter Stangensellerie (1 St.)
- gehackte Petersilie (1 Esslöffel)
- Fein gehackter Knoblauch (eine Zehe)
- Deli gebratener Truthahn (1 GANZER)
- Vollkornweizen oder eine Kombination von Körnern (6 Stück)
- Zitronensaft (ein Teelöffel)

Richtung:

Heizen Sie den Grill vor.

Eiweiß, Müsli und Zwiebeln miteinander vermischen. Außerdem ¼ Tasse Fruchtpüree. Das Hähnchenfleisch hinzufügen. Alles gut durchmischen und eine Frikadelle formen.

Die Ofenpfanne mit einer Antihaftbeschichtung ausstreichen. Den Burger auf den Rost legen und etwa 5 Minuten braten, bevor er gewendet wird. Weitere 5 Minuten anbraten, oder bis das Fleisch nicht mehr rosa ist.

Den Rest des Fruchtpürees erhitzen und über den Burger gießen.

- Während der Burger noch gart, einige Dressingzutaten für bestimmte zerstoßene Erdbeeren zusammenrühren.

Einen Teller mit gemischtem Grün in eine Schüssel geben und die Tomate, die Zwiebel und die Erdbeeren miteinander vermischen. Mit einem Dressing übergießen. Servieren.

39. HÜHNER-Rührbraten

Zutaten:

- Gehackte kleine Zwiebel (1 St.)
- Geschnittene Jalapeno (1 St.)
- Kreuzkümmel (2 Teelöffel)
- Fein gehackter Stangensellerie (1 St.)
- Zitronensaft (zwei Teelöffel)
- Gehackter Knoblauch (eine Zehe)

- Deli gebratener Truthahn (1 GANZER)

    Vollkornweizen oder eine Kombination von Körnern (6 Stück)

    Semmelbrösel (1 Tasse)
- gehackte Petersilie (ein Esslöffel)

Richtung:

Die Ofenpfanne mit einer Antihaftbeschichtung ausstreichen. Den Burger auf den Rost legen und vor dem Wenden etwa 5 Minuten garen.

Weitere 5 Minuten anbraten, oder bis das Fleisch nicht mehr rosa ist.

Legen Sie die Kombination zum Speichern in die Kühlbox.

In der Zwischenzeit Salz, Essig, Kohl und Cayennepfeffer in eine andere Rührschüssel geben. Den Kohl hineinwerfen, um ihn mit verschiedenen Zutaten zu vermischen.

Sowohl die Haut als auch die knöchernen Teile des gebratenen Geflügels entfernen und das Huhn in kleinere Stücke schneiden.

Das Hähnchenfleisch in die Mayonnaise geben und mit ihr vermengen.

- Den Kohl und das Hähnchen gleichmäßig in die Fladenbrotstücke verteilen und fest einrollen.

Sie können ihn entweder ganz essen oder in einem Toaster oder in der Mikrowelle erwärmen.

40. ROSEMARY Huhn

Zutaten:

Weiche Hühnerbrust, 112 Pfund
- Olivenöl zum Kochen (zwei Esslöffel)
- Rosmarinblätter, (fein geschnitten)
- Meersalz
- Pickles Flüssigkeit
- Schwarzer Pfeffer
- Rotkohl, gewürfelt
- Frisch gemahlener Pfeffer

Richtung:

Der Backofen ist auf 420 Grad Fahrenheit vorgeheizt.

Die Hähnchenteile auf ein Backblech mit Rand legen.

Mit Olivenöl beträufeln und mit Oregano, Salz und Chili würzen.

15-20 Minuten kochen, oder bis die Flüssigkeit klar abläuft.

41. Putenfleisch und Grünkohl Sauté

Zutaten:

- Gehackte kleine Zwiebel (1 St.)
- Geschnittene Jalapeno (1 St.)
- Glockenpfeffer
- Schwarzer Pfeffer
- Rotkohl, gewürfelt
- Türkei (1 GANZES)
- Grünkohl
- Grüne Bohnen
- Öl
- Bratensauce

Richtung:

Da Pfannengerichte sehr schnell gehen, sollte das gesamte Schneiden und Zerkleinern vor Beginn des Kochvorgangs erfolgen. Grüne Bohnen sollten an den Enden abgeschnitten und gehackt werden; Paprika sollte in Scheiben geschnitten werden; Grünkohl sollte halbiert werden; Knoblauch und Ingwer sollten gehackt werden. Wenn Sie keine bereits vorbereitete Grünkohlmischung verwenden, müssen Sie die erforderlichen Mengen der einzelnen Zutaten zerkleinern.

Hoisin-Sauce, Agavennektar (oder Honig), Wasser und Sojasauce in einer Schüssel mit einem Schneebesen verrühren. Beiseite stellen, bis Sie die Sauce zum Rührbraten hinzufügen möchten, und dann beiseite stellen.

Einen großen Topf, der nicht an der Pfanne kleben bleibt, auf mittlere bis hohe Hitze bringen . Das Putenhackfleisch in die Pfanne geben, nachdem es leicht mit Kochspray bestrichen wurde. Während der Truthahn gart, einen Holz- oder Silikonspatel verwenden, um ihn in kleinere Stücke zu zerteilen. Wenn der Truthahn durchgebraten ist, nehmen Sie ihn aus dem Ofen und legen ihn mit einem Schaumlöffel in eine Schüssel.

Knoblauch und Ingwer werden mit grünen Bohnen und rotem Paprika in einer Pfanne aus antihaftbeschichtetem Material angebraten.

Zum Garen des Gemüses zunächst das Avocadoöl und das Sesamöl in den Topf geben. Die grünen Bohnen in die Pfanne geben und weitere zwei Minuten unter gelegentlichem Schwenken der Pfanne kochen. Die rote Paprika und den Grünkohl eine Minute lang kochen, nachdem sie in die Pfanne gegeben wurden. Zu guter Letzt den Ingwer und den Knoblauch einrühren und bis zu einer Minute weiter erhitzen, wobei darauf zu achten ist, dass der Knoblauch nicht anbrennt.

Jetzt ist es an der Zeit, alles zusammenzufügen, also lassen Sie uns unsere Bemühungen kombinieren! Das Putenhackfleisch wieder in die Pfanne geben und gleichzeitig die Grünkohlmischung und die Soße hinzufügen. Alles etwa eine Minute lang kochen, bis es vollständig durchgewärmt ist und der Grünkohl oder Kohl etwas verwelkt ist.

Auf einem Bett aus Reis, Quinoa oder Blumenkohlreis servieren und mit dem gebratenen Truthahn belegen.

42. Putenfleisch mit Paprikaschoten und Rosmarin

Zutaten:
- Geschnittene Jalapeno (1 St.)
- Pickles Flüssigkeit
- Schwarzer Pfeffer
    - Rotkohl, gewürfelt
    - Vollkorn-Burgerbrötchen
- Deli gebratener Truthahn (1 GANZER)
    - Gemüsebrühe (5 Tassen)
- Ausgepresste Orange (2 Tassen)

Richtung:

Den Broiler auf 400°F vorheizen. Süßkartoffeln putzen und in kleine Stücke schneiden.

- Die Süßkartoffeln auf ein Backpapier legen und mit Pfeffer, Olivenöl und Salz bestreuen.

Die Kartoffeln 45-50 Minuten bei 400°F im Ofen garen, oder bis die Süßkartoffeln stark karamellisiert sind. Beiseite stellen.

In einem großen Suppentopf den Lauch oder die Zwiebeln bei mittlerer bis starker Hitze 8 Minuten kochen oder bis sie zart sind. Knoblauch und Ingwer dazugeben, mischen und noch einen Moment kochen. Mit dem Weißwein aufgießen und bis zum Siedepunkt erhitzen, bis sich der Wein aufgelöst hat.

Wenn sich der Wein vollständig verflüchtigt hat, die Gemüsebrühe, den Thymian und die Süßkartoffeln hinzugeben und die gesamte Suppenmischung zum Sprudeln bringen.

Die Hitze herunterdrehen und 20 Minuten schmoren lassen, bis das Gemüse zart ist.

Pürieren Sie die Suppe in Gruppen mit einem Mixer . Jede Gruppe von Suppen vor dem Servieren erwärmen.

43. Einfaches Rührbraten mit Putenhackfleisch und Spinat

Zutaten:

- Gehackte kleine Zwiebel (1 St.)
- Spinat
- Geschnittene Jalapeno (1 St.)
- Glockenpfeffer
- Schwarzer Pfeffer
- Rotkohl, gewürfelt
- Türkei (1 GANZ)
- Öl
- Bratensoße

Richtung:

Da Pfannengerichte sehr schnell gehen, sollte das gesamte Schneiden und Zerkleinern vor Beginn des Kochvorgangs erfolgen. Grüne Bohnen sollten an den Enden abgeschnitten und gehackt werden; Paprika sollte in Scheiben geschnitten werden; Spinat sollte blanchiert und geschnitten werden; und Knoblauch und Ingwer sollten gehackt werden. Wenn Sie nicht eine bereits vorbereitete Grünkohlmischung verwenden, müssen Sie die erforderlichen Mengen der einzelnen Zutaten zerkleinern.

Hoisin-Sauce, Agavennektar (oder Honig), Wasser und Sojasauce in einer Schüssel mit einem Schneebesen verrühren. Beiseite stellen, bis Sie die Sauce zum Rührbraten hinzufügen möchten, und dann beiseite stellen.

Einen großen Topf, der nicht an der Pfanne kleben bleibt, auf mittlere bis hohe Hitze bringen . Das Putenhackfleisch in die Pfanne geben, nachdem es leicht mit Kochspray bestrichen wurde. Während der Truthahn gart, einen Holz- oder Silikonspatel verwenden, um ihn in kleinere Stücke zu zerteilen. Wenn der Truthahn durchgebraten ist, nehmen Sie ihn aus dem Ofen und legen ihn mit einem Schaumlöffel in eine Schüssel.

Knoblauch und Ingwer werden mit grünen Bohnen und rotem Paprika in einer Pfanne aus antihaftbeschichtetem Material angebraten.

Zum Garen des Gemüses zunächst das Avocadoöl und das Sesamöl in die Pfanne geben. Die grünen Bohnen in die Pfanne geben und weitere zwei Minuten unter gelegentlichem Schwenken der Pfanne garen. Die rote Paprika und den Spinat eine Minute lang kochen, nachdem sie in die

Pfanne gegeben wurden. Zu guter Letzt den Ingwer und den Knoblauch einrühren und bis zu einer Minute weiter erhitzen, wobei darauf zu achten ist, dass der Knoblauch nicht verbrennt.

Jetzt ist es an der Zeit, alles zusammenzufügen, also lassen Sie uns unsere Bemühungen kombinieren! Das Putenhackfleisch wieder in die Pfanne geben und gleichzeitig die Grünkohlmischung und die Soße hinzufügen. Alles etwa eine Minute lang kochen, bis es vollständig durchgewärmt ist und der Grünkohl oder Kohl etwas verwelkt ist.

Auf einem Bett aus Reis, Quinoa oder Blumenkohlreis servieren und mit dem gebratenen Truthahn belegen.

44. Rosmarin-Hühnereintopf

Zutaten:

Weiche Hühnerbrust, 112 Pfund

- Zwei Esslöffel Meersalz
- Ein Teelöffel frisch gemahlene schwarze Pfefferkörner
  - Olivenöl, zwei Esslöffel
- 2 Esslöffel frische Rosmarinblätter, gehackt

Richtung:

Der Ofen ist auf 425 Grad Fahrenheit vorgeheizt.

Die Hähnchenteile auf ein Backblech mit Rand legen.

Etwas Olivenöl aufspritzen und die Kräuter und Gewürze wie Oregano, Salz und Chili hinzufügen.

Zwanzig Minuten lang kochen, oder bis die Flüssigkeit klar abläuft.

45. Gleiches Miso-Huhn

Zutaten:

- Gehackte kleine Zwiebel (1 St.)
- Geschnittene Jalapeno (1 St.)
  - Kreuzkümmel (2 Teelöffel)
- Geschnittene Jalapeno (1 St.)
- Pickles Flüssigkeit
- Schwarzer Pfeffer
  - Rotkohl, gewürfelt
  - Vollkorn-Burgerbrötchen

- Deli gebratener Truthahn (1 GANZER)

Richtung:

In einem großen Topf mit Antihaftbeschichtung auf mittlerer Flamme das Olivenöl erhitzen, bis es schimmert.

- Das Huhn mit Salz, schwarzen Pfefferkörnern usw. marinieren.

Legen Sie das Stück in den gusseisernen Topf und braten Sie es etwa vier Minuten auf jeder Seite, bis der Saft transparent ist.

Während das Hähnchen gart, die Mayonnaise und 2 rote Paprikastücke in einer Küchenmaschine/einem Mixer vermengen.

- Mixen, bis die Masse glatt ist. Die Soße gleichmäßig auf die Brötchenoberfläche geben und mit den restlichen gerösteten Paprikastreifen belegen.

- Das Hähnchen darauf legen.

46. Huhn Slow Cooker

Zutaten:

- Zwölf große Hähnchenschenkel mit Knochen
  - Olivenöl
- Spanische Zwiebel
- Chorizo picante
- Paprika,
  - Hühnerbrühe
- Spanische Pimentschoten gefüllt mit grünen Oliven
  - Tomatenmark

Weißwein (den Rest der Flasche zum Essen servieren)

Richtung:

Erhitzen Sie zunächst zwei Esslöffel Olivenöl in einem großzügigen Topf. Eine in Scheiben geschnittene spanische Zwiebel etwa fünf Minuten lang anbraten, bis sie eine goldene Färbung annimmt.

Im zweiten Schritt geben Sie den Inhalt in den Topf zum langsamen Garen; verwenden Sie ein 7-Liter-Modell. Braten Sie zunächst insgesamt zwölf entbeinte Hähnchenschenkel mit Haut an.

und 225 g Chorizo picante, der in dicke Scheiben geschnitten wurde. Kochen Sie diese Zutaten im selben gusseisernen Topf, bis sie eine optisch ansprechende Färbung aufweisen. Es ist wichtig zu beachten, dass dieser Vorgang in zwei getrennten Chargen durchgeführt werden muss.

3 verschiedenfarbige Paprikaschoten, die zuvor in den Topf gelegt wurden, in den langsamen Kocher geben.

in Stücke geschnitten, zusammen mit 150 g entkernten spanischen grünen Oliven mit Pimentkörnern.

300 Milliliter trockenen Weißwein, 300 Milliliter Hühnerbrühe und einen Esslöffel pürierte Tomaten in die Pfanne geben.

Entfernen Sie alle Reste, die an der flachen Oberfläche haften, und geben Sie sie dann in den Schongarer. Den Langsamkocher abdecken und auf niedriger Stufe sechs Stunden lang kochen lassen.

47. Hähnchenschenkel mit gedämpftem Blumenkohl

Zutaten:

- Zarte Hühnerbrust, 112 Pfund
- 2 Esslöffel frische Rosmarinblätter, gehackt
- 12 Esslöffel Meersalz
- 18 Teelöffel frisch gemahlener schwarzer Pfeffer
- Zwei Esslöffel Olivenöl zum Kochen

Richtung:

Der Ofen war auf eine Temperatur von 425 Grad Fahrenheit vorgewärmt worden.

Die Hähnchenteile einzeln auf ein mit einem Rand versehenes Backpapier legen.

Etwas Salz, Oregano und Pfeffer hinzufügen, dann mit Olivenöl besprühen und mit der Mischung würzen.

Fünfzehn bis zwanzig Minuten kochen, oder bis die Flüssigkeit sauber abgegossen werden kann.

48. Gedämpfter Lachs mit Zucchini mit Zitronenaroma

Zutaten:

- Zwiebel (1 St.)
- Zitrone (1 St.)
- Zucchini (2.)
  - Weißwein (1 Tasse)
- Flüssigkeit (2 Tassen)
  - Geschnittene Lachsfilets (4 Laptops à 6 Unzen)
- Echtes gemahlenes Salz (1/4 Teelöffel)
  - Pfefferkörner (1/4 Teelöffel)

Richtung:

Zitrone, Zucchini, Zwiebel, Wasser und Wein in einen großen holländischen Bratentopf geben und auf 350°F erhitzen.

- Boden des Ofens

Die Lachsfilets mit Salz und Pfeffer bestreuen. Inzwischen das Gemüse auf dem Herd mit einem Gitter abdecken und beiseite stellen. Bei mittlerer bis starker Hitze garen, bis die Flüssigkeit zu blubbern beginnt.

- Die Hitze von mittlerer auf niedrige Stufe reduzieren und die Filets vorsichtig in den Rost legen. Die Filets abdecken und 8-10 Minuten lang dämpfen, oder bis sie durchgebraten sind.

- Die Filets auf dem Gemüse anrichten. Pochierflüssigkeit hinzufügen und nach Belieben mit geschnittenen Oliven und Verzierungen garnieren.

49. Tomate-Basilikum-Omelette:

Es handelt sich um ein Omelett auf Tomatenbasis, das als Frühstück für die ballaststoffarme Phase betrachtet werden kann.

Nährwertangaben:

- 21 g Eiweiß
- 21 g Fett
- 16,5 g Kohlenhydrate
  - Kalorienzahl: 337,5 Zutaten:
  - Eggs
  - Basilikumblätter
  - Pinienkerne
  - Vollmilch
- Salz und Pfeffer
  - Olivenöl
  - Tomaten

Richtung:

Eier, Milch, Salz und Pfeffer werden in einer Schüssel verquirlt.

Erhitzen Sie etwas Öl in einem Gusseisen von geeigneter Größe bei mittlerer Hitze.

Das Öl kreisförmig auf dem Gusseisen verteilen. Die Eimischung in einen gusseisernen Topf gießen und drehen, um die Mischung gleichmäßig zu verteilen.

Die Hälfte des Omeletts mit den Tomaten und dem Basilikum belegen. Mit Pfeffer und Salz abschmecken. Wenn die Eier gar sind, kann man das Omelett mit einem Spatel lockern.

Die ungefüllte Seite des Omeletts auf die Füllung legen.

Mit leichtem Druck arbeiten. Das Omelett zusammen mit den Pinienkernen und dem Basilikum auf eine Servierplatte geben und auf den Tisch schieben.

Sie können die Tomaten auch durch ein anderes Gemüse ersetzen. Pinienkerne können gegen eine andere Nussart ausgetauscht werden, falls gewünscht. Der Nährwert ändert sich dann natürlich.

50. Eier mit Grünzeug Nährwertangaben:

- Kalorienzahl: 298
- 20 g Fett
- 8g Kohlenhydrate
- 18 g Eiweiß

Zutaten:

- Kochendes Öl
  - Knoblauch
  - Fenchel
  - Ei
  - Zitrone
  - Koriandersamen
  - leek
  - Chiliflocken
- Griechisch yoghourt
  - Spinat
  - Salz

Wegbeschreibung:

Ein Gusseisen mit der Hälfte des Öls auf mittlerer Flamme erhitzen.

Den Lauch und etwas Salz in das heiße Öl geben und köcheln lassen, bis der Lauch weich ist. Fenchelsamen, Koriandersamen und Knoblauch in einer Schüssel vermischen und umrühren.

Ein paar Sekunden in der Pfanne lassen, bis es anfängt zu duften. Den Spinat und die Chiliflocken zusammen vermengen. Die Hitze herunterdrehen und den Spinat welken lassen.

Die Spinatmischung auf eine andere Seite der Pfanne schieben. Den Rest des Öls in die Mitte der Pfanne geben. Wenn das Öl fertig ist, ein Ei direkt in die Pfanne schlagen und nach Belieben braten.

Schalten Sie das Heizgerät aus.

Den Joghurt mit dem Schneebesen unter die Spinatmischung rühren. Das Grünzeug zum Servieren auf einer Platte anrichten. Schmecken Sie ab und passen Sie Salz und Pfeffer an. Neun, den Salat mit einem Ei belegen. Würzen Sie das Ei mit Salz, Pfeffer und Chiliflocken. Geben Sie etwas Zitronensaft dazu, und fertig.

51. Weißes Bohnen-Puten-Chili

Nährwertangaben:
- Kalorienzahl: 364

Zutaten:
- Natives Olivenöl extra
- Knoblauch
- Putenhackfleisch
- Cannellini-Bohnen oder weiße Kidneybohnen, Tomatenmark
- Hühnchen auf Basis von reduziertem Natriumgehalt
- Schwarzer Pfeffer
- Knoblauchpulver
- Chilipulver
- rote Paprikaflocken
- Oregano
- onion
- Orange Paprika
- Jalapeño-Pfeffer
- Tomaten in Dosen
- Süßer Mais
- Wasser
- Salz

Prozess:

Etwas Öl in einem großen gusseisernen Topf auf mittlerer Flamme erhitzen. Zwiebel, Paprika und Knoblauch in den Topf geben, sobald das Öl heiß ist, und köcheln lassen, bis sie weich sind. Tun Sie dies häufig. Das Putenfleisch in die Pfanne geben.

Zerkleinern Sie das Fleisch in kleinere Stücke, während Sie den Schneebesen schwingen. Vor dem Servieren immer prüfen, ob das Fleisch gar ist.

Hühnerfond, Wasser, Mais, Bohnen, Jalapenos und Tomaten mischen, Salz und Gewürze. Nach 7 bis 8 Minuten Köcheln bei geschlossenem Deckel die Hitze auf niedrige Stufe reduzieren. Nehmen Sie den Deckel ab und pürieren Sie die **Zutaten** gründlich. Reduzieren Sie die Hitze auf ein Köcheln und achten Sie darauf, dass es nicht anbrennt.

sollte etwa 10 Minuten dauern.

Erhitzen Sie es.

52. Orzo-Hühnersalat mit Avocado-Limetten-Dressing

Zutaten:

- kleine Avocado
- geriebene Limettenschale
    - Knoblauch
    - Salz
    - Wasser
    - Zitronensaft

rote Paprikaflocken

- Vollkorn-Orzo-Nudeln
- Hühnerbrust
- frischer Koriander
- fettarmer Fetakäse
    - Traubentomaten
    - Maiskörner

Prozess:

- Für das Dressing Avocado, Limettensaft, Limettenschale, Knoblauch, Wasser, rote Paprikaflocken und Salz in einen Mixer geben. Pürieren, bis alles glatt ist. Etwas davon in eine Schüssel geben. Ein paar Stunden lang abgedeckt im Kühlschrank kühlen.
- Für den Salat die Orzo nach Packungsanweisung kochen. Bevor das Wasser abgegossen wird, den Mais hinzufügen.

Abgießen, dann mit kaltem Wasser abspülen. Gründlich abtropfen lassen, dann in eine Schüssel geben.

Tomaten, Huhn und Koriander unterrühren. Geben Sie etwas Feta oben drauf. Verbringe ein paar Stunden Entspannung.

- Das Dressing dazugeben. Gründlich umrühren, dann auf einen Teller geben.

53. HÜHNER Parmesan

Zutaten:

- Hühnerbrusthälfte
- getrocknete Semmelbrösel
- Natives Olivenöl extra
- Knoblauchzehen
- Italienisches Gewürz
- teilentrahmter geriebener Mozzarella-Käse
- Pfeffer
- frisch geriebener Parmesankäse Zwiebel, gewürfelt
- Tomaten in Dosen
- Frische Kräuter
- Salz

Richtung:

Das Hähnchen zwischen zwei Lagen Frischhaltefolie legen und zart werden lassen, bis es eine ungefähre Dicke von 14 Zoll erreicht hat.

- Pfeffer in das Hähnchenfleisch einarbeiten.

Den Parmesan, die Semmelbrösel und 1 Teelöffel Öl in einem kleinen Behälter vermengen.

Schalten Sie den Backofen auf die Einstellung "Grillen" und heizen Sie ihn auf mittlerer Stufe auf.

Das ofenfeste Gusseisen mit dem restlichen Öl auf eine mäßig hohe Flamme stellen.
Nachdem das Öl eine angemessene Temperatur erreicht hat, das Hähnchen in den Kochtopf geben und den Kochvorgang fortsetzen, bis die Unterseite des Hähnchens die gewünschte goldbraune Farbe annimmt. Garen Sie das Hähnchen auch auf der anderen Seite, bis es goldbraun ist. Wenn Sie das Hähnchen aus der Pfanne nehmen, legen Sie es auf einen Teller.

Zwiebeln und Knoblauch im gleichen Topf kurz anbraten, bis sie weich sind.

Die Tomaten mit Pfeffer, Salz und italienischen Gewürzen unterrühren. Ein paar Minuten kochen, dabei häufig umrühren.

Das Hähnchen und den Bratensaft in die Pfanne geben. Gründlich mischen. Stellen Sie sicher, dass das Hähnchen vollständig mit der Soße bedeckt ist, indem Sie es darin herumdrehen. Die Hitze sollte ausgeschaltet werden, wenn es fertig ist.

Mozzarella-Käse über das Huhn streuen. Semmelbrösel über den Käse streuen. Den Eisenguss in den Ofen schieben und den Grill für einige Sekunden einschalten. Achten Sie darauf, dass nichts anbrennt.

Vor dem Servieren mit frischen Kräutern garnieren.

54. Büffelhuhn

Nährwertangaben:
- Kalorienzahl:320

Zutaten::
- Huhn Thai oder Hühnerbrust
- Butter oder Öl
  - Knoblauchpulver
- Scharfe Pfeffersauce
  - Kokosnuss-Aminos
  - Cayennepfeffer
  - Ranch-Dressing
  - Süßkartoffel

Prozess:

Die besten Kochgeräte für dieses Rezept sind ein Slow Cooker und ein Kochtopf. Wenn Sie einen haben, sollten Sie ihn auf jeden Fall benutzen. Wenn Sie keinen Slow Cooker oder Instant Pot verwenden, erkläre ich Ihnen, wie Sie es auf dem Herd zubereiten können.

Cayennepfeffer, Ghee, Kokosnuss-Aminos, scharfe Sauce und Knoblauchpulver in einer kleinen Eisenpfanne vermengen. Das Ghee unter Rühren erwärmen und die Pfanne auf eine kleine Flamme stellen.

Eine Pfanne, die nicht klebt, über einer mittleren Flamme erhitzen. Das Hähnchen in einer Pfanne braten, bis die Unterseite goldbraun ist oder bis es den gewünschten Gargrad erreicht hat. Das Hähnchen sollte gewendet und die Pfanne abgedeckt werden. Nachdem die erste Seite gebräunt ist, das Huhn umdrehen und weitergaren, bis es gar ist.

Nehmen Sie das Geflügel aus dem Gusseisen und legen Sie es zum Schneiden auf eine geeignete Fläche. Es wird empfohlen, das Hähnchen 5 Minuten lang ruhen zu lassen, bevor Sie es in Scheiben schneiden und in die Soße geben. Alles gut durchmischen und mit Süßkartoffeln und Ranch-Dressing servieren, falls gewünscht. Der Nährwert von Ranch-Dressing wird nicht berücksichtigt.

55. Pikante Waffeln

Zutaten:
- Karotten
- Zwiebel
- Käse
- Eggs
- Vollkornmehl
- Süßkartoffel
- Salz
- Papier
- Frische Petersilie

Prozess:

Karotte, Käse, Süßkartoffel, Frühlingszwiebel, Salz, Pfeffer und Petersilie in einer Schüssel vermengen. Etwa 8 Minuten lang ruhen lassen.

Ein ganzes Mehl hinzugeben und in einer Sekunde vermischen. Das geschlagene Ei einrühren. Befolgen Sie die Anweisungen des Herstellers, um Ihr Waffeleisen zusammenzubauen und vorzuheizen. Sie können vier Waffeln in Mini- oder normaler Größe zubereiten.

Bereiten Sie das Waffelgerät vor, indem Sie es mit Kochspray besprühen. Ein Viertel des Teigs nehmen und in die Waffelmaschine geben. Den Teig gegebenenfalls verdünnen, um ihn gießfähig zu machen.

Die Waffel fünf Minuten lang bei geschlossenem Deckel backen, oder bis sie wie gewünscht fertig ist. Die Waffel nach dem Herausnehmen aus dem Ofen auf ein Abkühlgitter stellen. Acht, wiederholen Sie den Vorgang mit dem restlichen Waffelteig. Servieren.

56. Mexikanische Frühstückseier

Zutaten:

- Eggs (4)
- Brauner Reis (1 Tasse)
- Schwarze Bohnen (¾ Tasse)
  - Kümmel
  - Paprika
  - Chilipulver
  - Salz
  - Avocado

Richtung:

Bohnen, Reis und Gewürze in der Pfanne mischen.

Bei mittlerer Hitze kochen.

In einer anderen Pfanne die Eier zubereiten.

- Avocado darüber geben.
- Servieren.
- Genießen!

Kapitel 5

Vollständige Flüssigkeitsstufe

57. Bananen-Mandel-Milch-Smoothie

Dieser Smoothie ist eine ideale Option für die Vollmilchphase, da er einen niedrigen Fettgehalt und einen hohen Anteil an Ballaststoffen aufweist, die beide zur Verringerung von Entzündungen beitragen. Aufgrund dieser beiden Faktoren ist dieser Smoothie eine ausgezeichnete Wahl für die Vollmilchphase. Mit diesem Rezept können zwei Personen ernährt werden, wenn es genau befolgt wird.

Zutaten:

- Gefrorene Bananen
  - Mandelmilch
  - Leinsamen
  - Vanille-Extrakt
  - Zimt

Richtung:

Alle Zutaten in den Mixer geben. Wenn die Mischung zu dickflüssig ist, ein wenig Wasser hinzufügen.

- Starten Sie den Mixer und lassen Sie ihn laufen, bis die Mischung eine seidenweiche Konsistenz hat.

Halten Sie den Mixer an, um bei Bedarf die Seiten abzuschaben.

Während Sie anderen dienen, sollten Sie sich auch Zeit für sich selbst nehmen, um sich zu entspannen und die Erfahrung zu genießen.

58. Himbeer-Grüntee-Smoothie

Dieser Smoothie ist eine fantastische Option für die komplette Flüssigkeitsphase, da er eine relativ geringe Menge an Fett und eine beträchtliche Menge an Ballaststoffen enthält. Beide Faktoren tragen dazu bei, Entzündungen zu reduzieren. Mit diesem Rezept können zwei Personen ernährt werden, wenn es genau befolgt wird. Nachdem Sie alle notwendigen Zutaten besorgt haben, dauert die Zubereitung dieses Rezepts für einen schnellen und einfachen Smoothie nicht länger als fünf Minuten.

Zutaten:

- Grüner Tee (12 Tassen)
- Gefrorene Himbeeren (2 Tassen)
  - Banane
- Honig (1 Esslöffel)
  - Zucker
  - Proteinpulver (1/4 Tasse) Richtung

Alle Zutaten auf einmal in den Mixer geben.

Die Zutaten in einem Mixer oder einer Küchenmaschine pürieren, bis die Sauce sehr glatt und cremig ist.

Das Püree sollte in das Glas gegossen werden.

Führen Sie es aus.

- Viel Spaß!

59. Spinat und Beeren Smoothie

Wenn dieses Rezept genau befolgt wird, können zwei Personen damit ernährt werden.

Zutaten:

Joghurt auf Pflanzenbasis (halbe Tasse)
- Erdbeeren
- Blaubeeren (halbe Tasse)
  - Banane
  - Sojamilch (1/2 Tasse)
  - Leinsamen
  - Honig
  - Spinatblätter (1 Tasse)

Richtung:

Alle Zutaten in den Mixer geben. Wenn die Mischung zu dickflüssig ist, ein wenig Wasser hinzufügen.

- Starten Sie den Mixer und lassen Sie ihn laufen, bis die Mischung eine seidenweiche Konsistenz hat.

Halten Sie den Mixer an, um bei Bedarf die Seiten abzuschaben.

- Gekühlt servieren und genießen!

60. Cantaloupe-Smoothie

Wenn dieses Rezept genau befolgt wird, können zwei Personen damit ernährt werden.

Zutaten:

- Kantaloupe-Püree (2 Tassen)
- Kokosmilch (1 Tasse)
- Tahini (1 Tasse)
- Ahornsirup (1/4 Tasse)
- Zimt

Richtung:

- Melonenwürfel in einen Mixer geben.

Tahini, Kokosmilch, Ahornsirup und Zimt hinzugeben.

- Mixen, bis sie glatt sind.

In die Gläser gießen.

- Servieren.
- Genießen!

61. Tropischer Smoothie

Dieser Smoothie enthält viele Vitamine und Mineralstoffe und ist außerdem gut für die Gesundheit der Verdauung.

Zutaten:

- Spinat
- Wasser
- Ananas
- Mango (1 Tasse)

- Hanfsamen (1/4 Tasse)
- Frischer Ingwer

Richtung:

Ananas, Spinat, Hanfsamen, Wasser, Mango und Ingwer in einem Mixer pürieren.
- Mixen, bis sie glatt sind.

In die beiden Gläser gießen.
- Servieren.
- Genießen!

62. Heidelbeer-Smoothie

Dieser Smoothie ist köstlich und gut für die Gesundheit der Verdauung. Er ist also eine gute Wahl.

Zutaten:

Sojaproteinpulver (2 Esslöffel)
- Gefrorene Heidelbeeren (1 Tasse)
  - Sojamilch (2 Tassen)

Richtung:
- Alle Zutaten in einen Mixer geben.

Alles gut durchmischen, bis es glatt ist.
- Servieren.
- Genießen!

63. Grüner Smoothie

Zutaten:
- Wasser
- Spinatblätter (1 Tasse)
- Grünkohlblätter (2)
- Romaine Salatblätter (2)
  - Avocado
  - Birne

Richtung:

Römersalat, Wasser, Avocado, Spinat, Grünkohl und Birne im Mixer zerkleinern.
- Mixen, bis sie glatt sind.
- Servieren.
- Genießen!

64. Gemischter Beeren-Smoothie

Zutaten::
- Wasser
- Gefrorene Himbeeren (12 Tassen)
- Gefrorene Erdbeeren (12 Tassen)
- Gefrorene Brombeeren (12 Tassen)
- Mandelbutter

Richtung:

In Ihrem Mixer alle Zutaten vermischen.

Richtig mischen.
- Servieren.
- Genießen!

65. Erdbeer-Kurkuma-Smoothie

Dieses köstliche Getränk fördert die Gesundheit. Es kann also eine gesunde, vollmundige Option sein. Dieses Rezept kann für drei Portionen verwendet werden.

Zutaten::
- Gefrorene Erdbeeren (212 Tassen)
- Spinat
- Milch (2 Tassen)
- Gemahlener Zimt
- Gemahlene Kurkuma

Richtung:

In Ihrem Mixer alle Zutaten vermischen.

Richtig mischen.

In die Gläser gießen.

- Servieren.
- Genießen!

66. Heidelbeer-Chia-Samen-Smoothie

Dieses Rezept ist für vier Portionen geeignet.

Zutaten:
- Blaubeeren
- Banane
- Kantaloupe
- Milch
- Griechischer Joghurt
- Chia-Samen
- Honig

Richtung:

Bereiten Sie einen Smoothie zu, indem Sie gefrorene Blaubeeren, Cantaloupe, griechischen Joghurt und eine Banane mixen. Fügen Sie einfach mehr Milch oder Wasser hinzu, um den Smoothie nach Ihrem Geschmack zu verdünnen.

- Chiasamen und Honig (falls verwendet) untermischen.

Ein Glas Smoothie wird ausgegossen. Stellen Sie den Mixer mit den Smoothies für 20 Minuten in den Kühlschrank. Die Chiasamen werden größer werden.

- Dienen.

67. Schokoladen-Kirsch-Shake

Dieses köstliche Rezept ist für vier Portionen geeignet.

Zutaten:
- Kakaopulver (1 Esslöffel)
- Gefrorene Kirschen (12 Tassen)
- Kokosmilch (1 Tasse)
- Vanille-Extrakt
- Eiswürfel

Richtung:

Mischen Sie alle Komponenten in Ihrem Mixer.

Richtig mischen.

In ein Glas gießen.

- Servieren.
- Genießen!

68. Orange-Apfel-Frühstücks-Shake

Dieses Rezept ist für vier Portionen geeignet.

Zutaten:
- Orangenabschnitte (1/2 Tasse)
- Mandeln (2 Esslöffel)
- Apfelscheiben (halbe Tasse)
- Milch (eine Tasse)
- Protein-Pulver (14G)

Richtung:

Geben Sie alle Komponenten zusammen in Ihren Mixer.

Mischen Sie sie richtig.

Gießen Sie diese Mischung in ein Glas.

- Servieren.
- Genießen!

69. Grüner Tee und Ingwer-Shake

Dieses Rezept ist für vier Portionen geeignet.

Zutaten:

Geriebener Ingwer (2 Esslöffel)
- Honig (2 Esslöffel)
- Matcha-Pulver (2 Esslöffel)
- Eiscreme
- Milch

Richtung:
- Honig, Ingwer, Matcha, Eis und Milch in den Mixer geben.
- Mixen, bis sie glatt sind.

- Servieren .
- Genießen !

70. Hausgemachter Eierlikör

Dieses Rezept ist wirklich köstlich und kann für vier Portionen verwendet werden. **Zutaten::**

- Eggs
- Reismilch (1 Tasse)
- Vanille-Extrakt
- Zimt
- Muskatnuss
- Extrakt mit Rum-Aroma
- Allzweckgewürz
- Ingwer

Richtung:

In einem Mixer eineinhalb Tassen Milch, den Zucker, den mit Rum aromatisierten Extrakt, die Puddingmischung, Piment, Muskatnuss und Ingwer verrühren.

- Mixen , bis alles glatt ist. So lange mixen, bis keine Klumpen mehr vorhanden sind.

Nachdem die Flüssigkeit so lange bearbeitet wurde, bis sie eine glatte Konsistenz hat, gießen Sie sie in einen Krug (oder ein beliebiges anderes Gefäß).

Gießen Sie die restlichen drei Tassen Milch in den Behälter, und stellen Sie dann den

Behälter in den Kühlschrank stellen, damit der Eierlikör dort ruhen kann, bis er eine Konsistenz erreicht hat, die mit der der größten Eierlikörmarken vergleichbar ist.

Dies ist der letzte, aber sicher nicht der unwichtigste Schritt. Deine Zeit

Insgesamt sollten Sie dafür etwa eine Stunde aufwenden. Bevor Sie das Gericht servieren, müssen Sie immer sicherstellen, dass alle Komponenten gründlich vermischt sind.

71. Hausgemachter Vanillepudding

Dieses Rezept ist für vier Portionen geeignet.

Zutaten:

- Koscheres Salz
    - Maisstärke
    - Eigelb
    - Vanille-Extrakt
    - Zucker
    - Vollmilch

Richtung:

Stellen Sie sicher, dass die Milch in einem großen Topf enthalten ist, und stellen Sie die Temperatur auf mittlere Stufe. Die restliche Milch, die Speisestärke, einen halben Teelöffel Salz und den Zucker in eine große Schüssel geben. Die restliche Milch einrühren.

Alle **Zutaten:** mit einem Schneebesen verrühren, bis sie vollständig vermischt sind. Danach die Eigelbe unter ständigem Rühren in die Schüssel geben.

Wenn die Milch zu dampfen beginnt, die Hälfte davon in die Schüssel mit den Eiern gießen und weiterkochen, bis die Eier gar sind. Nachdem die Mischung mit dem Schneebesen zu einer glatten Masse verrührt wurde, den Inhalt der Schüssel in den Kochtopf geben und dabei weiterschlagen.

Bei mittlerer Hitze und unter ständigem Rühren weiterkochen, bis sie zu kochen beginnt. Sie sollten nun wissen, dass Sie kurz vor der Fertigstellung stehen; schlagen Sie die Mischung weiter, bis sie eine puddingähnliche Konsistenz hat. Sobald dies der Fall ist, nehmen Sie die Pfanne vom Herd, fügen Sie die Vanilleessenz hinzu und schwenken Sie sie gründlich, bevor Sie sie wieder auf den Herd stellen.

Den Pudding etwa vier Stunden lang im Kühlschrank abkühlen lassen, nachdem der Deckel des Behälters mit Plastikfolie abgedeckt wurde.

Das fertige Produkt sollte eine kalte und dicke Konsistenz haben, ähnlich wie man es von Pudding erwartet.

Vor dem Servieren alles gut umrühren. Viel Spaß!

72. COCONUT-Pudding

Jedes Mal, wenn ich dieses Gericht zubereite, schmeckt es fantastisch. Da es keine Milchprodukte enthält, ist es eine wunderbare Alternative während der gesamten flüssigen Phase, die mit Divertikulitis einhergeht. Dieses Gericht kann ganz einfach vervielfältigt werden, um eine größere Anzahl von Personen am Tisch zu versorgen.

Zutaten:

- Kokosmilch
- Puderzucker
- Maisstärke
- Vanille
- Kokosnussflocken
- Mango

Richtung:

Kombinieren Sie alle Komponenten und geben Sie sie in einen tiefen Topf mit breitem Boden.

Kokosmilch, Zucker, Maisstärke und Vanilleextrakt erwärmen, um die Klumpen aufzulösen.

Weiter kochen, bis es die gewünschte Konsistenz erreicht hat.

Wenn Sie möchten, dass der Pudding beim Servieren eine cremige Konsistenz hat, kombinieren Sie ihn oder stellen Sie ihn vor dem Servieren eine Stunde lang kalt.

- Mango, Minze und geröstete Kokosnuss sollten zum Garnieren der Tassen verwendet werden.

73. Mango-Pudding:

Dieses Rezept liefert köstliche Ergebnisse. Es ist eine wunderbare Alternative für die komplett flüssige Phase und enthält keine Milchprodukte. Dieses Rezept reicht für vier Einzelportionen.

Zutaten:

- Mango reif
- vegane Milch
- Puderzucker
- Maisstärke
- Vanille

Richtung:

Mischen Sie alle Zutaten und geben Sie sie in einen großen Topf.

Mangomark, vegane Milch, Zucker, Speisestärke und Vanille erwärmen, um Klumpen aufzulösen.

- Kochen, bis der Pudding eindickt.

Mangopudding 1 Stunde lang kühlen oder vor dem Servieren pürieren, um eine cremige Konsistenz zu erhalten.

Dekorieren Sie die Tassen mit Mango und Minze.

74. ORANGE Pudding

An diesem Punkt des Prozesses, wenn die gesamte Flüssigkeit aufgebraucht ist, ist dies eine ausgezeichnete Wahl für das, was als nächstes zu tun ist. Dieses Rezept ergibt eine Menge an Zutaten, die für vier einzelne Portionen ausreicht.

Zutaten::

- Orangensaft
- Gelatine oder Agar-Agar-Pulver
- Zucker

Richtung:

Alle Zutaten in einem breiten Topf vermengen.

- Kochen, bis die Mischung eindickt.

Gießen Sie die Masse in Ihre Lieblingsform und stellen Sie sie zwei bis drei Stunden in den Kühlschrank.

- Gekühlt servieren und genießen.

75. Hausgemachtes Pistazieneis

Dies ist eine köstliche Option für die volle Flüssigkeitsphase. Dieses Rezept eignet sich für vier Portionen.

Zutaten:

- Rote Pistazien,
- Rote Cashewnüsse oder Mandeln
- Kokosnuss- oder Mandelmilch
- Pfeilwurzel oder Speisestärke
- Kardamom-Pulver

- Saffron ,
- Brauner Zucker

Richtung:

Mandeln und Pistazien in einer Mühle oder einem Mixer zu einem groben Brei verarbeiten.

Nussmehl, milchfreie Milch, Maisstärke, Kardamom, Safran und Zucker in einen Mixer geben und zu einer glatten Masse verarbeiten. Die Mischung sollte nun in eine auf mittlerer Hitze stehende Pfanne gegeben werden. Unter regelmäßigem Rühren, damit nichts anbrennt, 5 Minuten lang zum Kochen bringen.

bis 6 Minuten. Vom Herd nehmen. Sorgfältig abschmecken und gegebenenfalls den Zucker anpassen. Zum Abkühlen beiseite stellen.

- Die Mischung nach dem Abkühlen in Eisformen oder einen größeren Behälter füllen. Ein paar Stunden lang einfrieren. Nach dem Herausnehmen der Form servieren.

76. Kokosnussmilch-Eiscreme

Dies ist eine köstliche Option für die volle Flüssigkeitsphase. Dieses Rezept kann für vier Portionen verwendet werden.

Zutaten:

- Kokosnussfruchtfleisch
- Rote Pistazien,
- Rote Cashewnüsse oder Mandeln
- Kokosmilch
- Pfeilwurzel oder Speisestärke
- Kardamom-Pulver
- Saffron ,
- Brauner Zucker

Methode:

Das Kokosnussfleisch, die Mandeln und die Pistazien in einer Mühle oder einem Mixer zu einem groben Brei verarbeiten.

Nussmehl, Kokosmilch, Maisstärke, Kardamom, Safran und Zucker in einen Mixer geben und zu einer glatten Masse verarbeiten. Die Mischung sollte nun in eine auf mittlerer Hitze stehende Pfanne gegeben werden. Unter regelmäßigem Umrühren, damit nichts anbrennt, 5 bis 6 Minuten lang zum Kochen bringen. Von der Kochstelle nehmen. Vorsichtig probieren und gegebenenfalls den Zucker anpassen. Zum Abkühlen beiseite stellen.

Die Mischung nach dem Abkühlen in Popsicle-Formen oder ein größeres Gefäß gießen. Ein paar Stunden lang einfrieren. Nach dem Herausnehmen der Form servieren.

77. Bananen-Avocado-Eiscreme

Dieses Rezept liefert genügend Zutaten für vier Portionen.

Zutaten:

- Banane
- Avocado

Kokosnussmilch oder Mandelmilch

- Brauner Zucker

Prozess:

Bananen, Avocados und Milch in einem Zerkleinerer oder Mixer zu einem groben Brei verarbeiten.

Gießen Sie die Mischung nach dem Abkühlen in ein größeres Gefäß. Ein paar Stunden lang einfrieren. Mit Bananen als Topping servieren.

78. Erdbeer-Milch-Eis

Dies ist eine köstliche Option für die volle Flüssigkeitsphase. Dieses Rezept eignet sich für vier Portionen.

Zutaten:

- Erdbeere
- Milch
- Vanille-Extrakt
- Mandelmilch
- Schlagsahne
- Brauner Zucker

Prozess:

Die Erdbeeren und die Milch in einem Zerkleinerer oder Mixer zu einer groben Masse verarbeiten. Dann Vanilleextrakt und Schlagsahne hinzufügen und gut vermischen.

Gießen Sie die Mischung nach dem Abkühlen in ein größeres Gefäß. Ein paar Stunden lang einfrieren. Mit Bananen als Topping servieren.

79. Hausgemachtes Mango-Eis

Dies ist eine köstliche Option für die volle Flüssigkeitsphase. Dieses Rezept kann für vier Portionen verwendet werden.

Zutaten:

- Reife Mango
- Rote Pistazien,
- rohe Cashewnüsse oder Mandeln
- Kokosnuss- oder Mandelmilch
- Pfeilwurzel oder Speisestärke
- Kardamom-Pulver
- saffron ,
- Rohzucker

Methode:

Mango, Mandeln, Mandeln und Pistazien in einem Zerkleinerer oder Mixer zu einer groben Masse verarbeiten.

Nussmehl, milchfreie Milch, Maisstärke, Kardamom, Safran und Zucker in einen Mixer geben und zu einer glatten Masse verarbeiten. Die Mischung sollte nun in eine auf mittlerer Hitze stehende Pfanne gegeben werden. Unter regelmäßigem Umrühren, um ein Anbrennen zu verhindern, 5 bis 6 Minuten lang zum Kochen bringen. Von der Kochstelle nehmen. Vorsichtig probieren und gegebenenfalls den Zucker anpassen. Zum Abkühlen beiseite stellen.

Die Mischung nach dem Abkühlen in Popsicle-Formen oder ein größeres Gefäß gießen. Ein paar Stunden lang einfrieren. Nach dem Herausnehmen der Form servieren.

80. Hausgemachtes Schokoladeneis

Dies ist eine köstliche Option für die volle Flüssigkeitsphase. Dieses Rezept eignet sich für vier Portionen.

Zutaten:

- Milch auf Pflanzenbasis
- Halbherbe Schokolade
- ungesüßtes Kakaopulver
- Schwere Sahne
- Eigelb

- Salz
- Vanille-Extrakt

Richtung:

Eine Pfanne für die Sauce bereitstellen. Nach Zugabe von Kakaopulver, Milch, Salz und Zucker die Temperatur auf mittlere Stufe erhöhen und die Mischung weiter rühren. Die Flüssigkeit unter häufigem Rühren zum Köcheln bringen. Das Eigelb in einen separaten Behälter geben und mit einem Messbecher einen halben Becher aus der köchelnden Flüssigkeit entnehmen. Unter ständigem Rühren geben Sie diese nach und nach zu den Eigelben. Im nächsten Schritt leeren Sie den Inhalt dieser Schüssel in den Kochtopf.

Die Mischung weiter erhitzen, ohne sie kochen zu lassen, bis sie die gewünschte Konsistenz erreicht hat, d.h. dickflüssig ist. Wenn die gewünschte Konsistenz erreicht ist, den Topf vom Herd nehmen und die gehackte Schokolade einrühren. Das Umrühren der Zutaten hilft der Schokolade zu schmelzen.

Der nächste Schritt besteht darin, den Inhalt des Topfes in eine große Schüssel zu leeren. Decken Sie diese Schale mit Frischhaltefolie ab und stellen Sie sie in den Kühlschrank, damit sie abkühlen kann.

Nehmen Sie die Mischung aus dem Kühlschrank, wenn Sie bereit sind, das Eis zuzubereiten.

Sahne und geben Sie sie in die Schüssel Ihrer Eismaschine. Folgen Sie den Anweisungen auf dem Bildschirm, um die Maschine zu bedienen.

Am Ende des Prozesses haben Sie ein köstliches Schokoladeneis, das so lange haltbar ist, wie Sie es nicht aufessen können.

81. Hausgemachtes Vanilleeis

Es ist köstlich und milchfrei, also eine gute Option für die volle Flüssigkeitsphase. Dieses Rezept ist für vier Portionen geeignet.

Zutaten:
- Meersalz
- Vanille-Extrakt
- Cashew-Creme
- Milch auf Pflanzenbasis
- Zucker
- Eine Eismaschine Ihrer Wahl

Richtung:

Eine Tasse Sahne in einen mittelgroßen Topf gießen. Zucker und Salz in die Cashewsahne geben, sobald sie hineingegossen ist. Diese Mischung muss gerade so heiß sein, dass sich der Zucker vollständig auflöst. Nachdem Sie den Topf vom Herd genommen haben, fügen Sie die restliche Milch und die Sahne hinzu und rühren Sie alles gut um, bevor Sie es servieren. Stellen Sie dieses Gebräu in den Kühlschrank, damit es schön frostig wird.

Wenn Sie fertig sind, nehmen Sie die Mischung aus dem Kühlschrank und rühren Sie sie gut um, bevor Sie sie wieder in den Kühlschrank stellen. Achten Sie nach dem Hinzufügen der Mischung darauf, dass Sie sich an die Anweisungen des Herstellers der Eismaschine halten. Das fertige Produkt wird ein süßes und luftiges Eis mit Vanillegeschmack sein.

82. PUMPINENSUPPE

Aufgrund seines hohen Ballaststoffgehalts ist Kürbis eine ausgezeichnete Wahl für eine Festtagssuppe.

Zutaten:

- Geschnittene Jalapeno (1 St.)
    - Kreuzkümmel (2 Teelöffel)
- Gewürfelter Knoblauch (2 Teelöffel)
- Zerkleinerte dunkle Bohnen (2 Gläser à 14,5 oz.)
- Rote Süßkartoffel (2 Tassen)
- Geschlagenes Ei (1 St.)
    Semmelbrösel (1 Tasse)
    - Vollkorn-Burgerbrötchen
- Kurkuma (1 Teelöffel)
- gemahlener Kreuzkümmel (1/2 Teelöffel)
- gemahlener Cayennepfeffer (1/4 Teelöffel)
    - Gemüsebrühe oder Fond (6 Tassen)
- Linsen (1 Tasse)
- Gewaschene und entleerte Kichererbsen (2 15-OZ-Gläser)

Richtung:

Zwiebeln in einem großen Topf bei mittlerer Hitze 3 bis 4 Minuten anbraten, oder bis die Zwiebeln zart sind.

Sellerie und Karotten in den Topf geben und weitere fünf Minuten kochen lassen. Knoblauch, Garam Masala, Kurkuma, Kreuzkümmel und Cayennepfeffer in den Topf geben und weitere 30 Sekunden kochen lassen.

Geben Sie die Tassen Brühe, die Linsen, die Kichererbsen und die Tomaten in den Topf und mischen Sie die Zutaten so lange, bis sie alle miteinander verbunden sind.

Die Brühe anderthalb Stunden lang kochen, bis die Linsen weich sind.

Für eine cremigere und dickere Suppe können Sie einen Teil der Brühe herausnehmen und mit einer Küchenmaschine pürieren, dann wieder in den Topf geben und umrühren.

83. SPINATSUPPE

Spinat gilt aufgrund seines bemerkenswerten Ballaststoffgehalts, der die Bildung eines voluminösen Stuhls erleichtert und dessen reibungslose Passage durch das Verdauungssystem fördert, als äußerst günstige Ernährungsoption. Außerdem ist Spinat ein sehr empfehlenswerter Lieferant von Antioxidantien, die bei der Einnahme zur Verringerung von systemischen Entzündungen beitragen können. Außerdem ist Spinat ein hervorragender Lieferant von essentiellen Nährstoffen, einschließlich der Vitamine A und C, die für ihre Fähigkeit bekannt sind, die Widerstandsfähigkeit des Immunsystems zu stärken und Infektionen zu verhindern.

Zutaten:
- Spinat
- Wasser
- Zwiebel
- Gemüsebrühe
- Schwarzer Pfeffer
- Salz

Richtung:
- Den Spinat mit einem Stabmixer pürieren.
- Pfeffer und Salz in die Mischung geben und köcheln lassen, bis sie die gewünschte Konsistenz erreicht hat.

84. TOMATO-Suppe

Es gibt mehrere Mechanismen, durch die Tomaten denjenigen, die an Divertikulitis leiden, Vorteile bieten können. Tomaten haben einen bemerkenswerten Ballaststoffgehalt, der die Regelmäßigkeit des Verdauungssystems fördern und die Wahrscheinlichkeit von Verstopfung, einem häufigen Katalysator für die Verschlimmerung von Divertikulitis, verringern kann. Tomaten sind ein wertvoller Lieferant der Vitamine A und C, die beide eine entscheidende Rolle bei der Unterstützung einer optimalen Funktion des Immunsystems spielen. Zusammenfassend ist festzustellen, dass das in Tomaten enthaltene Lycopin entzündungshemmende Eigenschaften besitzt. Aus Sicherheitsgründen ist es ratsam, die Kerne der Tomaten vor dem Verzehr des Fleisches zu entfernen. Werden Tomaten in Dosen verwendet, ist es ratsam, die Flüssigkeit durch Abseihen von den Kernen zu trennen.

Zutaten:

- Zerkleinerte Dosentomaten
- rote Paprika
- Halber Lauch
  - Olivenöl
  - Gemüsebrühe
  - Wasser
- Getrockneter Thymian
  - Salz
  - Pfeffer

Richtung:

- Um eine glatte Masse zu erhalten, Tomaten, Lauch und Paprika mit einem Stabmixer pürieren.
  - Wasser, Brühe, Pfeffer und Salz in die Mischung geben.

Lassen Sie die Mischung durch Aufkochen die gewünschte Konsistenz erreichen.

85. KALE-Suppe

Aufgrund seiner entzündungshemmenden Eigenschaften hat Grünkohl das Potenzial, die mit Divertikulitis verbundenen Symptome zu lindern. Außerdem ist Grünkohlsuppe fettfrei und enthält eine hohe Konzentration an essentiellen Elementen, darunter Eisen.

Zutaten:

In Butter gebratene gelbe Zwiebeln
  - Gemüsebrühe
  - Wasser
- Schwarzer Pfeffer
  - Salz

Richtung:

- Den vorgekochten Grünkohl zerkleinern und in einem Topf danebengeben.

Mit einem Stabmixer pürieren.

- Die Mischung einkochen lassen, bis sie die gewünschte Konsistenz erreicht hat.

86. Bohnensuppe

Bohnen gelten als wichtige Ballaststoffquelle in der Ernährung, was für Menschen mit Divertikulose besonders wichtig ist. Der erhöhte Ballaststoffgehalt dieser Suppe ist auf die Verwendung von Bohnen und braunem Reis zurückzuführen.

Zutaten:

- Speck
- Knoblauch
- Shallots
- Karotten
- Nierenbohnen
- Kochen von braunem Reis
- Rinderbrühe
- Bay-Blätter
- getrocknetes Basilikum

Richtung:

In einem großen Suppentopf den Speck bei mittlerer Hitze kochen, bis er knusprig ist. Auseinander brechen und in einen separaten Behälter geben.

In der gleichen Pfanne mit dem ausgelassenen Speckfett den gehackten Knoblauch, die fein gehackten Schalotten und die in Scheiben geschnittenen Karotten anbraten, bis sie zart sind, was in der Regel etwa 5 Minuten dauert.

Die Bohnen in einen Mixer geben und verarbeiten, bis eine glatte Konsistenz erreicht ist. Die Gemüsemischung in die Pfanne geben.

Speck, Reis, Brühe, Lorbeerblätter und Basilikum in die Mischung geben . Die Suppenmischung umrühren und die Temperatur des Topfes bis zum Siedepunkt erhöhen.

- Die Mischung unter Hitzezufuhr zugedeckt köcheln lassen, bis der Reis einen Zustand von

Zärtlichkeit, was in der Regel etwa 20 Minuten dauert. Um ein Ziel zu erreichen oder eine Aufgabe zu erfüllen.

87. CARROT-Suppe

Der Schärfegrad kann je nach Art des Currys variiert werden, während diese köstliche Suppe eine intensivere Karottenessenz aufweist.

Zutaten:

- Olivenöl
- Karotten
- onion
- Knoblauchzehen
- Curry-Pulver
- Hühnerbrühe
- Karottensaft

Richtung:

- Öl in einem großen Suppentopf bei mittlerer Hitze erhitzen.

Karotten und Zwiebeln in die Mischung geben und etwa 6 bis 8 Minuten kochen lassen. Knoblauch und Currypulver in die Mischung einrühren und eine weitere Minute kochen.

Anschließend die Brühe und einen halben Teelöffel Salz einrühren und weiterverarbeiten.

Die Mischung auf kleiner Flamme köcheln lassen. Einen Deckel auf den Topf legen und die Mischung etwa 15 Minuten lang köcheln lassen.

Den Karottensaft in die Mischung geben und gründlich pürieren. Die Suppe sollte in einem Mixer püriert werden, wobei darauf zu achten ist, dass man schubweise arbeitet. Geben Sie die Suppe wieder in den Topf und würzen Sie sie mit einer angemessenen Menge Salz und Pfeffer. Um ein Ziel zu erreichen oder eine Aufgabe zu erfüllen.

Es ist erwähnenswert, dass zur Verbesserung der Textur eine kleine Menge Sahne hinzugefügt werden kann.

88. Pilz-Ingwer-Suppe

Diese köstliche Suppe mit asiatischem Einfluss, die den Geschmack von Knoblauch und Ingwer enthält, hat das Potenzial, jeden zu begeistern.

Zutaten:

- Pflanzenöl
- Knoblauchzehen
- frischer Ingwer
- weiße Pilze
- Gemüsebrühe
- Sojasauce mit niedrigem Natriumgehalt
- Bohnensprossen
- dünne Vollkornnudeln
- frischer Koriander

Richtung:

Erhitzen Sie eine große Menge Wasser unter Zugabe von Salz, bis es den Siedepunkt erreicht. Geben Sie die Nudeln in die kulinarische Zubereitung und kochen Sie sie gemäß den Anweisungen auf der Verpackung, wobei Sie darauf achten müssen, dass sie

den gewünschten Festigkeitszustand erreicht, der als "al dente" bezeichnet wird. Der Prozess des Entfernens von Flüssigkeit oder anderen Substanzen aus einem Bereich oder Objekt

Öl bei mittlerer bis hoher Temperatur in einem großen Suppentopf erhitzen. Zutaten wie Knoblauch, Ingwer und Pilze hinzugeben. Die Mischung so lange rühren, bis sie zart ist, was oft etwa 3 bis 4 Minuten dauert.

Gemüsebrühe in die Mischung geben und die Hitze erhöhen, bis sie den Siedepunkt erreicht. Sojasauce und Sojasprossen in die Mischung geben und den Kochvorgang fortsetzen, bis die Zutaten den gewünschten Zartheitsgrad erreicht haben.

Zum Servieren die gekochten Nudeln in separate Schalen geben und die Suppe vorsichtig darüber gießen. Frisch gehackter Koriander kann zum Garnieren des Gerichts verwendet werden.

Kapitel 6

Klare Flüssigkeitsstufe

89. Knochenbrühe

Knochenbrühe ist eine gute Option für die Phase der klaren Flüssigkeit. Der Grund für die Wahl als erstes Rezept auf dieser Liste ist ihr hoher Nährwert. Dieses Rezept für Knochenbrühe ergibt etwa zwölf Portionen.

Zutaten:

- eine große Zwiebel
- Wasser
- 2-3 Pfund Knochen Diese können aus Schweine-, Hühner- oder Rinderknochen bestehen.
    - Frühlingszwiebeln
    - ginger
    - Karotte
- Knoblauch

Wegbeschreibung:

- Falls ein kleinerer Topf verwendet wird, kann es notwendig sein, die Knochen in kleinere Segmente zu zerteilen, um ihre Größe anzupassen. Die Knochen müssen vollständig in das gefilterte Wasser getaucht werden, und zwar bis zu einer Tiefe von mindestens einem Zoll, nachdem das Wasser in den Behälter gegossen wurde.
- Stellen Sie den Topf auf den Brenner und regeln Sie die Hitze auf die höchste Stufe. Nach einer kurzen Kochzeit von fünf Minuten, in der sich die unerwünschten Stoffe von den Knochen lösen und in die oberste Schicht aufsteigen können, das Wasser abgießen und die Knochen in einen anderen Topf, vorzugsweise einen mit größerem Fassungsvermögen, umfüllen.
- Bevor Sie die geschälte Zwiebel in den Kochtopf geben, halbieren Sie sie und schneiden sie in feine Würfel. Anschließend füllt man den Topf mit Wasser und fügt alle Zutaten hinzu, die man als optional erachtet, aber schließlich ausgewählt hat. Wenn die Flüssigkeit den Siedepunkt erreicht hat, decken Sie den Topf mit dem Deckel ab und reduzieren die Hitze auf ein Köcheln.
- Nachdem das Gemisch in eine neue Schale gesiebt wurde, sollte es auf Umgebungstemperatur abkühlen, bevor es abgedeckt in den Kühlschrank gestellt wird. Die resultierende Mischung weist eine geschichtete Zusammensetzung auf, wobei sich innerhalb von 24 Stunden eine verfestigte Substanz als obere Schicht bildet. Diese Substanz enthält eine hohe Konzentration an Lipiden, und es ist ratsam, so viel davon

wie möglich zu entfernen. Das Endprodukt sollte eine gelatineähnliche Konsistenz aufweisen. Lagern Sie das Produkt bis zur Verwendung in einem Gefrierschrank.

90. Hühnerbrühe

Hühnerbrühe ist fett- und kalorienarm und enthält viele Proteine, Mineralien und Vitamine. Sie ist also eine gute Wahl für die Phase der klaren Flüssigkeit. Dieses Rezept für Hühnerbrühe ergibt etwa sechs Portionen.

Zutaten:
- eine große Zwiebel
- Wasser
- Zwei Pfund knochiges Hühnerfleisch
  - Zwiebeln
  - Ingwer
  - Karotte
- Knoblauch
  - Thyme
  - Rosmarin
  - Pfefferkorn

Wegbeschreibung:

Alle Zutaten in einen großen Topf geben und auf kleiner Flamme köcheln lassen. Sobald es kocht, die Hitze reduzieren, bis die Mischung fast vollständig in eine kaum wahrnehmbare Flüssigkeitslache getaucht ist. Die Zutaten sollten ohne Deckel zwischen dreieinhalb und vier Stunden kochen.

Bevor Sie mit dem nächsten Schritt fortfahren, müssen Sie sicherstellen, dass die Mischung auf Raumtemperatur abgekühlt ist. Nachdem Sie die Brühe in eine größere Schüssel abgeseiht haben, trennen Sie das Hühnerfleisch von den Knochen und legen es beiseite. Danach seihen Sie die Brühe erneut ab. So wird sichergestellt, dass kein einziger Teil des Huhns weggeworfen wird. Stellen Sie die Schüssel zugedeckt in den Kühlschrank und lassen Sie sie mindestens acht Stunden oder über Nacht kalt stehen, damit sich an der Oberfläche der Brühe eine Fettschicht bildet. Es ist ratsam, einen großen Teil der Fettschicht, die sich an der Oberfläche der Suppe bildet, zu entfernen.

91. Rinderbrühe

Rinderbrühe enthält viel Eiweiß und Fett und ist nahrhaft und beruhigend für den Körper. Sie wirkt entzündungshemmend und ist gut für die Gesundheit des Verdauungssystems. Sie kann eine weitere Option für die Phase der klaren Flüssigkeit sein. Dieses leckere Rezept für Rinderbrühe ergibt etwa 10 Portionen.

Zutaten:

- eine große Zwiebel
- Wasser
- Vier Pfund Rindfleisch mit Knochen
  - Zwiebeln
  - Ingwer
  - Karotte
- Knoblauch
  - Thyme
  - Rosmarin
  - Pfefferkorn
  - Oregano
  - Parsley
  - Majoran
  - Sellerie

Richtung:

Im ersten Schritt des Verfahrens muss der Ofen auf eine Temperatur von 450 Grad Fahrenheit vorgeheizt werden. Die letzten dreißig Minuten der Garzeit des Fleisches im Bratentopf sollten ohne Deckel verbracht werden. Nach der ersten halben Stunde im Ofen geben Sie das geschnittene Gemüse hinzu und backen eine weitere halbe Stunde. Entfernen Sie überschüssiges Fett, das sich an der Oberfläche des Bratens gebildet hat, bevor Sie den Braten in einen Dutch Oven geben.

Alle Zutaten in einen großen Topf geben und auf kleiner Flamme köcheln lassen. Sobald es kocht, die Hitze reduzieren, bis die Mischung fast vollständig in eine kaum wahrnehmbare Flüssigkeitslache getaucht ist. Die Zutaten sollten ohne Deckel zwischen dreieinhalb und vier Stunden kochen.

Bevor wir mit dem nächsten Schritt fortfahren, müssen Sie sicherstellen, dass die Mischung auf Raumtemperatur abgekühlt ist. Nachdem Sie die Brühe in eine größere Schüssel abgeseiht haben, trennen Sie das Rindfleisch von den Knochen und legen es beiseite. Danach seihen Sie die Brühe erneut ab. So wird sichergestellt, dass kein einziger Teil des Huhns weggeworfen wird. Stellen Sie die Schüssel zugedeckt in den Kühlschrank und lassen Sie sie mindestens acht Stunden oder über Nacht kalt stehen, damit sich an der Oberfläche der Brühe eine Fettschicht bildet. Es ist ratsam, einen großen Teil der Fettschicht, die sich an der Oberfläche der Suppe bildet, zu entfernen.

92. Ingwer-Pilz-Brühe

Diese Brühe mit hohem Eiweiß- und Ballaststoffgehalt ist wohltuend und gut für die Verdauung. Dieses Rezept ist für vier Portionen gedacht.

Zutaten:

- eine große Zwiebel
- Pilz
- Wasser
    - Zwiebeln
    - Ingwer
    - Pfefferkorn
    - Sojasauce
    - Hühnerbrühe

Wegbeschreibung:

Den Ingwer und die Pilze in den Topf geben, die Hitze auf mittlere bis hohe Stufe stellen und zwei Minuten lang kochen lassen. Als Nächstes müssen Sie das Ganze zum Kochen bringen und gleichzeitig etwas Sojasauce und Hühnerbrühe hinzufügen. Bringen Sie die Mischung bei niedriger Hitze zum Köcheln und lassen Sie sie ein paar Minuten kochen, bevor Sie die Zwiebel und das Basilikum hinzufügen.

- Die Suppe durch ein feinmaschiges Sieb abseihen und servierfertig machen!

93. Hähnchen-Wonton-Brühe:

Diese Brühe mit hohem Eiweiß- und Ballaststoffgehalt ist wohltuend und gut für die Verdauung. Dieses Rezept ist für vier Portionen gedacht.

Die Zutaten sind:

- eine große Zwiebel
- Pilz
- Wasser
    - Zwiebeln

- Ingwer
- Pfefferkorn
- Sojasauce
- Hühnerbrühe
- Baby-Bok Choy
- Sesamöl

Richtung:

Geben Sie etwas Hühnerbrühe in den Topf und bringen Sie sie zum Kochen.

Den Ingwer mit einem Messer zerdrücken und dann in Stücke schneiden.

In den Kochtopf geben und mit dem Deckel abdecken, wenn das geschehen ist. Lassen Sie es insgesamt fünf Minuten kochen.

Danach den Bok Choy in die Pfanne geben und fünf Minuten kochen lassen.

Nach zwei bis drei Minuten Köcheln die Pilze und Wontons hinzufügen und kochen, bis die Pilze weich und die Wontons welk sind.

Sojasauce und geröstetes Sesamöl hinzugeben und gut vermischen.

- Die Brühe durch ein Sieb gießen, um alle festen Bestandteile zu entfernen.

Dienen Sie und haben Sie Spaß dabei!

94. Hühnerconsommé:

Dieses Gericht enthält viel Eiweiß und wenig Kohlenhydrate. Es ist wirklich gut für die Gesundheit der Verdauung. Sie kann eine weitere Option für die klare Flüssigkeitsphase sein. Dieses leckere Suppenrezept ergibt etwa sechs Portionen.

Zutaten:

- Staudensellerie
- Acht Tassen Hühnerbrühe
- Eiweiß
- Karotte
- Huhn-Keema
- Salz

Richtung:

Hühnerfleisch, Sellerie, Eiweiß und Karotten in eine Pfanne geben, die ungefähr die Größe eines mittelgroßen Kochtopfs hat. Sie müssen miteinander vermischt werden, und dann sollten 2 Tassen der Hühnerbrühe hinzugefügt werden, während man sie umrührt. Nachdem Sie alles gut durchgeschüttelt haben, gießen Sie den restlichen Teil der Hühnerbrühe hinzu und stellen die Hitze auf hohe Stufe. Rühren Sie die Mischung während des Kochens regelmäßig um. Wenn die Zutaten zu kochen beginnen und sich ein klarer Bodensatz gebildet hat, die Hitze reduzieren, so dass das Gericht eine halbe Stunde lang auf kleiner Flamme köcheln kann.

Nach fünfundvierzig Minuten den Topf vom Herd nehmen und die Hitze unter dem Herd ausschalten. Um die klare Flüssigkeit vom Rest der Mischung zu trennen, seihen Sie sie mit einer Schöpfkelle durch ein Seihtuch. Wiederholen Sie diesen Schritt, wenn sich nach dem ersten Abseihen noch Essensreste in der Flüssigkeit befinden. Die Consommé in den Kühlschrank stellen und abkühlen lassen, bis sich eine Fettschicht auf der Oberfläche bildet. Nehmen Sie diese Fettschicht ab und legen Sie das Fleisch in den Gefrierschrank, bis Sie es verwenden möchten.

95. Tomaten-Consommé:

Dieses Rezept für eine kohlenhydratarme, ballaststoffreiche Suppe ist gut für die Verdauung. Es ist also eine gute Option für die Phase der klaren Flüssigkeit.

Zutaten:

- Basilikumblätter
- Zitrone
- Knoblauchzehen
  - Tomaten
- Rote Bete, in Scheiben geschnitten
- grüne Zwiebeln
- Schwarzer Pfeffer
    zusätzlich •koscheres Salz
    •Cäsetuch

Richtung:

Um die gewünschte Konsistenz zu erreichen, Zitronensaft, Frühlingszwiebeln, Tomaten, Knoblauch, Basilikum, Pfeffer und koscheres Salz in die Schüssel einer Küchenmaschine geben und in kurzen Intervallen verarbeiten. Die Zutaten so lange mixen, bis sie eine eiskremähnliche Konsistenz haben. Es ist ratsam, dieses Getränk derzeit nicht zu konsumieren, da es nicht die wünschenswerten Eigenschaften eines Smoothies besitzt. Das kann ich aufgrund meiner persönlichen Erfahrung und meines Fachwissens in dieser Angelegenheit getrost behaupten. Legen Sie die begrenzte Anzahl von Mulltüchern in einem geräumigen Gefäß zu einem Stapel zusammen und achten Sie darauf, dass sie in aufsteigender Reihenfolge nach ihrer Größe geordnet sind.

Anschließend wird die Tomatenmischung über die vorgenannten Bestandteile gegossen. Greifen Sie die vier Ecken des Seihtuchs und heben Sie sie an, so dass die Mischung von einem Beutel aus Seihtuch umhüllt wird. Anschließend entfernen Sie das Tuch vom Boden der Schüssel. Sobald die vier Ecken des Käsetuchs fest verschlossen sind, wird die Rote Bete in die Schüssel gegeben, da sie der Mischung die gewünschte Farbe verleiht. Hängen Sie anschließend den kompakten Gazebeutel so über die Schüssel, dass er sie vollständig bedeckt, und stellen Sie das Ganze in den Kühlschrank. Im wahrsten Sinne des Wortes besteht die einzige Anforderung darin, den Beutel mehrere Stunden lang über die Schüssel zu heben, damit die Mischung vollständig durch ihn hindurchgefiltert werden kann. Sobald die Mischung ausreichend durchgeseiht ist, können sowohl der Gazebeutel als auch die am Boden des Behälters befindlichen Rübenreste entsorgt werden. Beim Ausgießen von flüssigen oder halbflüssigen Stoffen empfiehlt sich die Verwendung einer Schöpfkelle.

96. Gemüse Consommé

Dieses kohlenhydratarme und ballaststoffreiche Suppenrezept ist gut für die Verdauung. Sie kann also eine gute Alternative für die Phase der klaren Flüssigkeit sein.

Zutaten:

- Basilikumblätter
- Zitrone
  - Rüben
  - Kartoffeln
- Knoblauchzehen
  - Tomaten
- Rote Bete, in Scheiben geschnitten
- grüne Zwiebeln
- Schwarzer Pfeffer
  - zusätzlich
  - koscheres Salz
  - Cäsetuch

Richtung:

Um die gewünschte Konsistenz zu erreichen, alle Zutaten zusammen mit dem koscheren Salz in die Schüssel einer Küchenmaschine geben und in kurzen Intervallen verarbeiten. Die Zutaten vermischen, bis sie eine eisähnliche Konsistenz haben. Es ist ratsam, dieses Getränk vorerst nicht zu konsumieren, da es keine wünschenswerten Eigenschaften für einen Smoothie besitzt. Das kann ich aufgrund meiner persönlichen Erfahrung und meines Fachwissens auf diesem Gebiet getrost behaupten.

Die begrenzte Anzahl von Seihtuchstücken in einem voluminösen Gefäß in aufsteigender Reihenfolge nach Größe stapeln.

Anschließend wird die Tomatenmischung über die vorgenannten Bestandteile gegossen. Greifen Sie die vier Ecken des Seihtuchs und heben Sie sie an, so dass die Mischung von einem Beutel aus Seihtuch umhüllt wird. Anschließend entfernen Sie das Tuch vom Boden der Schüssel. Sobald die vier Ecken des Käsetuchs fest verschlossen sind, wird die Rote Bete in die Schüssel gegeben, da sie der Mischung die gewünschte Farbe verleiht. Hängen Sie anschließend den kompakten Gazebeutel so über die Schüssel, dass er sie vollständig bedeckt, und stellen Sie das Ganze in den Kühlschrank. Im wahrsten Sinne des Wortes besteht die einzige Anforderung darin, den Beutel mehrere Stunden lang über die Schüssel zu heben, damit die Mischung vollständig durch ihn hindurchgefiltert werden kann. Sobald die Mischung ausreichend durchgeseiht ist, können sowohl der Gazebeutel als auch die am Boden des Behälters befindlichen Rübenreste entsorgt werden. Beim Ausgießen von flüssigen oder halbflüssigen Stoffen empfiehlt sich die Verwendung einer Schöpfkelle.

97. Pochierter schwarzer Sesamlachs und Bok Choy-Brühe:

Zutaten:

- Pickles Flüssigkeit
- Schwarzer Pfeffer
  - Rotkohl, gewürfelt
- Zwiebel (1 St.)
- Zitrone (1 St.)
- Zucchini (2.)
  - Weißwein (1 Tasse)
- Flüssigkeit (2 Tassen)
  - Kosher-Salz
  - Cayennepfeffer

Richtung:

Den Broiler auf 400°F vorheizen. Die Süßkartoffeln putzen und in kleine Stücke schneiden.

- Die Süßkartoffeln auf ein Backblech legen und mit Pfeffer würzen.
- Olivenöl und Salz. Die Kartoffeln im Backofen 45-50 Minuten bei 400°F garen, oder bis die Süßkartoffeln stark karamellisiert sind. Beiseite stellen.

In einem großen Suppentopf den Lauch oder die Zwiebeln bei mittlerer Hitze 8 Minuten lang kochen, bis sie zart sind. Knoblauch und Ingwer einrühren und eine Sekunde lang weiterkochen. Den Weißwein hinzugeben und bis zum Siedepunkt erhitzen, bis der Wein verdampft ist.

Wenn sich der Wein vollständig verflüchtigt hat, die Gemüsebrühe, den Thymian und die Süßkartoffeln hinzugeben und die gesamte Suppenmischung zum Sprudeln bringen. Die Hitze reduzieren und die Suppe 20 Minuten lang schmoren lassen, oder bis das Gemüse zart ist, falls erforderlich.

Pürieren Sie die Suppe in Gruppen mit einem Mixer. Jede Gruppe von Suppen vor dem Servieren erwärmen.

98. Kanji

Es ist ein indisches probiotisches Getränk, das gut für das Verdauungssystem ist und Entzündungen reduziert.

Zutaten:

- Braune Senfkörner
    - Karotten
    - Rüben
    - Salz
    - Zucker

Methode:

- Zum Zerkleinern der Senfkörner können Sie entweder einen Mörser und einen Stößel oder eine Kaffeemühle verwenden; eine grobe Zerkleinerung ist akzeptabel.

Karotten und Rüben sollten in lange, grobe Stücke geschnitten werden.

Alle Zutaten in einem Glasgefäß vermengen. Decken Sie es mit einem Deckel oder einem Stück Gaze ab und legen Sie es darauf.

Lassen Sie das Gefäß mindestens eine Woche lang an einem hellen Ort stehen und rühren Sie den Inhalt täglich mit einem Holzlöffel um.

Wenn das Kanji einen sauren Geschmack annimmt, ist die Gärung des Getränks abgeschlossen.

Die Gurken für die spätere Verwendung in ein separates Gefäß geben und den Saft abseihen.

Stellen Sie das Getränk in den Kühlschrank, damit es schön kalt wird.

99. Würzige Limonade

Dieses Getränk ist reich an Vitaminen und erfrischend.

Zutaten:
- Wasser
- Zucker
- Salz
- Limette
- Schwarzes Salz
- Minzeblätter
- Eiswürfel

Methode:

Alle Zutaten in der Mischung gründlich vermischen. Schmecken Sie das Gericht ab, um die richtige Menge an Süße, Säure, Salz und indischem Schwarzsalz zu bestimmen. (Zu diesem Zeitpunkt kann die Mischung bis zu zwei Tage im Kühlschrank aufbewahrt werden).

Nachdem Sie Eiswürfel in die Becher gegeben haben, fahren Sie mit dem Service fort. Zum Garnieren können Sie einige Limettenscheiben oder Minzblätter verwenden. Bitte beachten Sie die Hinweise für eventuelle Variationen.

100. Ingwersaft

Dieses Getränk ist wirklich erfrischend. Es ist gut für die Gesundheit der Verdauung.

Zutaten:
- Wasser
- Ingwerwurzel
- Salz
- Limette
- Chaat Masala
- Schwarzes Salz
- Minzeblätter
- Eiswürfel

Methode:

Alle Zutaten in der Mischung gründlich vermischen. Schmecken Sie das Gericht ab, um die richtige Menge an Säure, Salz und indischem Schwarzsalz zu bestimmen. (Zu diesem Zeitpunkt kann die Mischung bis zu zwei Tage im Kühlschrank aufbewahrt werden).

Nachdem Sie   Eiswürfel in die Becher gegeben haben, fahren Sie mit dem Service fort. Zum Garnieren können Sie einige Limettenscheiben oder Minzblätter verwenden. Bitte beachten Sie die Hinweise für eventuelle Variationen.

101. Fruchtpunsch

Eine Fruchtbowle schmeckt sowohl sauer als auch süß und ist in der Regel ein transparentes Getränk. Dieses Rezept für Fruchtpunsch reicht für etwa 20 Portionen, also planen Sie entsprechend.

Zutaten:

- Wasser
- Erdbeeren,
  - Orangensaft

Sprite oder andere Zitronen-Limetten-Soda

- Ananassaft
- 2 6-Unzen-Dosen aufgetautes Limonadenkonzentrat
- Zucker

Richtung:

Orangensaft- und Limonadenkonzentrat sowie Ananassaft in einen großen Behälter geben und gründlich vermischen. Den restlichen Zucker und das Wasser zum Kochen bringen und etwa 5 Minuten lang kochen lassen, bis sich der Zucker vollständig aufgelöst hat. Danach die in Scheiben geschnittenen Erdbeeren in eine Ringform geben, so viel Fruchtsaft hinzufügen, dass die Form vollständig gefüllt ist, und die Form einfrieren.

Stellen Sie den   restlichen Saft in der Flasche in den Kühlschrank. Wenn Sie bereit sind, es Ihren Gästen zu servieren, mischen Sie alle **Zutaten:** in einem geeigneten Gefäß und füllen Sie es mit Sprite auf. Als letzten Schritt legen Sie den gefrorenen Erdbeerring in die Schüssel.

102. Gemüsesaft

Gemüsesaft hat einen erfrischenden Geschmack.

Zutaten:

- Karotten
- Wasser
- Paprika
- Sellerie
- Limettensaft

- Zwiebel
- Salz
- Serrano-Pfeffer

Richtung:

Eine abgemessene Menge Wasser zusammen mit Paprika, Serrano-Paprika, Sellerie und Karotten, Limettensaft, Zwiebel und Salz in den Dutch Oven geben; die Serrano-Paprika von Stielen und Kernen befreien. Danach alles in den Dutch Oven geben. Lassen Sie das Wasser kochen.

Anschließend den Siedepunkt auf ein sanftes Köcheln reduzieren und weitere dreißig Minuten kochen, oder bis das Gemüse zart geworden ist.

- Abkühlen lassen.

Gießen Sie die Mischung in die Gläser, nachdem Sie sie durch das Sieb gestrichen haben.

Dienen Sie und haben Sie Spaß dabei!

103. Karotten- und Orangensaft:

Es ist ein sehr erfrischendes Getränk. Es kann also in die Liste der Rezepte für die Phase der klaren Flüssigkeit aufgenommen werden.

Zutaten:

- Karotten
- Orangen

Richtung:

Zu Beginn müssen die Möhren geschält, geputzt und gebürstet werden, bevor sie in den Mixer kommen.

Die geschälten Orangen dazugeben und glatt rühren.

- Den Saft durch ein feinmaschiges Sieb abseihen, um alle festen Bestandteile zu entfernen.

Dienen Sie und haben Sie Spaß dabei!

104. Cranberry-Saft

Es kann eine ausgezeichnete Option für eine klare Flüssigkeitsstufe sein.

Zutaten::

- Preiselbeeren
- Wasser
- Zitronensaft
- Honig

Richtung:

In einem Mixer das Wasser und die Cranberries zwei Minuten lang bei hoher Geschwindigkeit mixen. Pürieren, bis die Masse glatt ist.

• Den Saft durch ein feinmaschiges Sieb oder ein Seihtuch abseihen, um eventuelle Partikel zu entfernen.

Honig und Zitronensaft in den Saft mischen und beiseite stellen.

Wenn Sie fertig sind, füllen Sie die Mischung in die Gläser.

105. Weißer Traubensaft

Zutaten::

- Weiße Trauben
- Wasser
- Ingwerwurzel
- Salz
- Limette
- Eiswürfel

Richtung:

Ingwer, Zucker, Weintrauben, Zitronensaft und Salz in den Behälter eines Mixers geben.

• Den Mixer starten. So lange mixen, bis keine Klumpen mehr vorhanden sind.

Gießen Sie den Saft durch ein Sieb und werfen Sie das Fruchtfleisch und andere feste Bestandteile weg.

Einige Eiswürfel in das Servierglas geben und dann etwas Saft in das Glas gießen. Servieren und viel Spaß dabei haben!

106. Ananassaft

Dieses Getränk ist erfrischend und lecker. Es ist eine ziemlich praktische Option für die klare Flüssigkeitsphase.

Zutaten:

- Wasser
- Ingwerwurzel
- Salz
- Schwarzer Pfeffer
- Ananas

Richtung:

Zu Beginn die beiden Enden der Ananas entfernen und beiseite legen.

- Mit einem etwas scharfen Messer die Ananasschale in Stücke schneiden.

Die Ananasstücke zusammen mit den restlichen Zutaten in den Mixer geben.

- Mixen, bis keine Klumpen mehr vorhanden sind.

- Den Saft durch ein feinmaschiges Sieb abseihen, um alle festen Bestandteile zu entfernen.

Dienen Sie und haben Sie Spaß dabei!

107. Apfelsaft

Apfelsaft hilft bei der Reinigung des Dickdarms, indem er Giftstoffe abbaut und die Leber- und Darmbewegung verbessert. Er ist also eine gute Option für die Phase der klaren Flüssigkeit.

Zutaten:

- Apple
- Zucker

Richtung:

- Die Äpfel müssen gewaschen und geschält werden, bevor sie verwendet werden können. Sie müssen in kleinere Stücke geteilt werden.

Entfernen Sie die Kerne aus der Frucht.

Geben Sie die Apfelscheiben und den Zucker in den Entsafter und lassen Sie sie durch das Gerät laufen, bis die Flüssigkeit klar wird.

- Dienen Sie, und vergessen Sie nicht, Spaß dabei zu haben!

108. Honig-Zitronen-Tee

Dieses köstliche Heißgetränk ist eine gute Frühstücksoption für Patienten in der Phase der klaren Flüssigkeit.

Zutaten:

- Wasser
- Rückseitiger Tee
- Zitronensaft
- Honig

Richtung:

Geben Sie etwas Wasser in den Topf und erhitzen Sie es.

Aufkochen lassen und dann die Teeblätter einrühren. Lassen Sie die Mischung eine Minute lang ziehen. Gießen Sie den Tee in die Tassen, nachdem Sie ihn durch den Filter gesiebt haben.

- Honig und Zitronensaft in einer Schüssel verrühren.

Dienen Sie und haben Sie Spaß dabei!

109. Ingwer-Tee

Es ist ein gemütliches Heißgetränk, das sich wie eine warme Umarmung anfühlt.

Zutaten:

- Wasser
- Schwarzer Tee
- Ingwer

Richtung:

- Füllen Sie zunächst den Topf mit Wasser und dem zerkleinerten Ingwer. Danach die Temperatur auf die gewünschte Stufe erhöhen.
- Nachdem das Wasser auf kleiner Flamme erhitzt wurde, geben Sie die Teeblätter in das Gefäß, in dem sie ziehen sollen. Nachdem die Zutaten eine Minute lang geruht haben, wird die Mischung noch einmal umgeschüttelt, um alles zu vermengen. Nachdem der Tee durch den Filter gegossen wurde, wird er in die Tassen gegossen, die zum Servieren verwendet werden.
- Wenn Sie sich in den Dienst anderer stellen, vergessen Sie nicht, auf sich selbst aufzupassen, damit Sie diese Erfahrung genießen können!

110. Süßer Eistee

Dieses süße und erfrischende Getränk ist gut für die Gesundheit der Verdauung.

Zutaten:
- Teebeutel
- Zucker
- Wasser
- Eis
- Zitrone
- Minzeblätter

Richtung:

In einem Topf das Äquivalent von vier Tassen Wasser zum Kochen bringen, dann den Topf vom Herd nehmen und die Teebeutel hinzufügen.

Damit die Beutel die Möglichkeit haben, das Wasser vollständig aufzunehmen, müssen Sie sie mehrmals in das Wasser tauchen und wieder herausnehmen. Lassen Sie die Teebeutel etwa fünf Minuten im Wasser ziehen, bevor Sie sie herausnehmen. Nach fünf Minuten nehmen Sie die Beutel aus dem Gefrierfach und werfen sie weg. Nachdem Sie den Zucker in die Flüssigkeit gegeben haben, müssen Sie ihn gut umrühren, damit er sich vollständig auflöst.

Nehmen Sie Ihre Kanne oder ein anderes geeignetes Gefäß, in dem Sie den Tee aufbewahren wollen, und gießen Sie den Tee hinein. Da der soeben hergestellte Tee so stark ist, müssen Sie ihn vor dem Servieren mit weiteren 12 Tassen Wasser verdünnen. Gießen Sie das Wasser in die Kanne. Der Trick, um den Tee angemessen zu kühlen und ihn auf Eis zu servieren, besteht darin, das Wasser erst später hinzuzufügen.

Es empfiehlt sich, ihn am Vorabend in den Kühlschrank zu stellen, damit er bei einer sehr kühlen Temperatur serviert werden kann. Wenn Sie wirklich nicht so lange warten wollen, dann brauchen Sie nur vier Stunden zu warten. Wenn Sie bereit sind, das Getränk zu servieren, geben Sie eine Menge Eis hinein, und wenn Sie denken, dass es gut schmeckt, servieren Sie es mit ein paar Minzblättern oder einer Zitronenscheibe.

111. Grüner Eistee mit Preiselbeeren

Er wird mit Cranberrysaft und grünem Tee zubereitet und ist ein sehr erfrischendes Getränk.

Zutaten:

- Grüner Teebeutel
  - Preiselbeersaft
- Heißes Wasser
  - Wassermelonenkeile
  - Orangenscheiben
  - mint

Richtung:

Geben Sie eine ganze Tasse Cranberrysaft in den Eiswürfelbehälter und stellen Sie den Behälter zum Kühlen in den Gefrierschrank.

Nachdem das Wasser gekocht hat, legen Sie die Teebeutel hinein und lassen Sie sie abkühlen, bevor Sie sie herausnehmen.

Werfen Sie die gebrauchten Teebeutel in den Müll. Den Cranberrysaft in die Schüssel geben und die Zutaten mit dem Schneebesen verrühren, bis sie vollständig eingearbeitet sind.

Füllen Sie jeden der vier Becher mit den bereits vorbereiteten Eiswürfeln mit Cranberry-Geschmack. Legen Sie anschließend eine Orangenscheibe und eine Wassermelonenspalte auf die Wassermelonenspalte.

Geben Sie etwas Cranberry-Tee in jede Serviertasse, indem Sie ihn hineinschütten.

- Mit etwas frisch gehackter Minze garnieren !

112. Schwarzer Tee

Zutaten:

- Tee
- Zucker
- Wasser

Richtung:

Nachdem Sie etwas Wasser in die Pfanne gegeben haben, sollten Sie sie bei starker Hitze auf den Herd stellen, damit die Flüssigkeit kochen kann.

Danach gießen Sie den Tee ein und nehmen die Kanne sofort von der Flamme, um den Erhitzungsprozess zu beenden.

Wenn Sie den Topf mit dem Deckel abgedeckt haben, stellen Sie ihn auf eine wärmeverträgliche Unterlage und warten Sie danach etwa zwei bis drei Minuten.

Nachdem der Zucker im Getränk aufgelöst wurde, muss der Tee zunächst in die Kanne gegossen werden, bevor er zum Verzehr in einzelne Gläser umgefüllt wird.

- Während Sie anderen dienen, sollten Sie nicht vergessen, sich selbst eine Auszeit zu gönnen.

113. Würziger Milchtee

Zutaten:

- Hafermilch
- Ingwer
- Zimtstangen
- Nelken
- Tee

Richtung:

Für den Anfang etwas Wasser in einen Topf geben und bei mittlerer Hitze zum Köcheln bringen. So kommt der Tee gut in Gang. Die Teeblätter, das Wasser, der Zucker, der Ingwer und die Zimtstangen sollten in den Behälter gegeben werden. Du kannst auch etwas gemahlenen Ingwer und Nelken hineingeben.

Normalerweise dauert es zwischen acht und neun Minuten, bis das Wasser nach dem Aufkochen vollständig aufgekocht ist.

Wenn Sie die Hafermilch hinzufügen, tun Sie dies in einem sehr langsamen und vorsichtigen Strom. Nach etwa acht bis zehn Minuten sollte die Flüssigkeit kurz vor dem Siedepunkt sein.

Es wird empfohlen, die Mischung zu servieren, sobald sie in die Tasse gegossen und gesiebt wurde.

114. Kurkuma-Milch-Tee

Zutaten:

- Wasser
- Ingwer-Teebeutel (3)
- Hafermilch (3 Tassen)
- Gemahlener Zimt
- Gemahlene Kurkuma
- Gemahlener Ingwer
- Honig

Richtung:

In einer mittelgroßen Schüssel das Wasser über die Teebeutel gießen.

Dann lassen Sie sie etwa 5 Minuten ziehen.

Später die Teebeutel entfernen und Hafermilch, Ingwer, Zimt, Kurkuma und Honig vermischen.

- Mischung in den Mixer geben und etwa 20 Sekunden lang pürieren.

Verteilen Sie den goldenen Milchtee auf 5 Gläser.

- Servieren.
- Genießen!

EIN 30-TÄGIGER SPEISEPLAN

1ˢᵀ 10 TAGE	2ᴺᴰ 10 TAGE	3ᴿᴰ 10 TAGE
TAG-1	**TAG-11**	**TAG-21**
Frühstück: Leckere Haferflocken mit Kurkumapulver **Mittagessen:** LOW-FIBER Omelett **Abendessen:** Bananen-Mandel-Milch-Smoothie	**Frühstück:** Kurkuma-Milch-Tee **Mittagessen:** Haferflocken mit Banane und Mandelbutter **Abendessen:** Gebackener Spaghettikürbis mit Parmesankäse	**Frühstück:** Grüner Tee und Ingwer-Shake **Mittagessen:** Salat mit Grünkohl, Zwiebeln und Apfelweinessig **Abendessen:** Hausgemachtes Schokoladeneis
TAG-2	**DAY-12**	**TAG-22**
Frühstück: Kurkuma-Milch-Tee **Mittagessen:** Haferflocken mit Banane und Mandelbutter **Abendessen:** Gebackener Spaghettikürbis mit Parmesankäse	**Frühstück:** Heidelbeer-Smoothie **Mittagessen:** Ingwer-Karotten-Suppe mit Kurkumapulver **Abendessen:** Knochenbrühe	**Frühstück:** Blaubeer-Hirse-Frühstücksauflauf **Mittagessen:** Flachs-Mandel-Brei **Abendessen:** Huhn-Wonton-Brühe
TAG-3	**TAG-13**	**TAG-23**
Frühstück: Ballaststoffarmer Bananensmoothie **Mittagessen:** Entzündungshemmendes Rührbraten **Abendessen:** Pochierter Lachs mit schwarzem Sesam und Bok	**Frühstück:** Blaubeer-Hirse-Frühstücksauflauf **Mittagessen:** Flachs-Mandel-Brei **Abendessen:** Huhn-Wonton-Brühe	**Frühstück:** COCONUT-Pudding **Mittagessen:** Gebackener Lachs mit Rosmarin und Zitrone **Abendessen:** Würziger Milchtee

DAY-4	DAY-14	TAG-24
Choy-Brühe		
Frühstück: Geräucherte Truthahn-Zucchini-Sticks im Wickel **Mittagessen:** Apfelmus-Burger mit Spinat-Salat **Abendessen:** Apfelsaft	**Frühstück:** Leckere Haferflocken mit Kurkumapulver **Mittagessen:** LOW-FIBER Omelett **Abendessen:** Bananen-Mandel-Milch-Smoothie	**Frühstück:** Gurken-Räucherlachs-Salat-Wraps **Mittagessen:** BUTTERNUT-Kokosnuss-Rote-Linsen-Suppe **Abendessen:** Honig-Zitronen-Tee
TAG-5	**TAG-15**	**25. TAG**
Frühstück: Blaubeer-Hirse-Frühstücksauflauf **Mittagessen:** Flachs-Mandel-Brei **Abendessen:** Huhn-Wonton-Brühe	**Frühstück:** Blackened Chicken Avocado Power Bowl **Mittagessen:** CHICKEN Adobo **Abendessen:** Grüner Eistee mit Preiselbeeren	**Frühstück:** Heidelbeer-Smoothie **Mittagessen:** Ingwer-Karotten-Suppe mit Kurkumapulver **Abendessen:** Knochenbrühe
TAG-6	**TAG-16**	**TAG-26**
Frühstück: Grüner Tee und Ingwer-Shake **Mittagessen:** Salat mit Grünkohl, Zwiebeln und Apfelweinessig **Abendessen:** Hausgemachtes Schokoladeneis	**Frühstück:** Geräucherte Truthahn-Zucchini-Sticks im Wickel **Mittagessen:** Apfelmus-Burger mit Spinat-Salat **Abendessen:** Apfelsaft	**Frühstück:** Ballaststoffarmer Bananensmoothie **Mittagessen:** Entzündungshemmendes Rührbraten **Abendessen:** Pochierter Lachs mit schwarzem Sesam und Bok Choy-Brühe

7. TAG	TAG-17	27. TAG
Frühstück: Heidelbeer-Smoothie **Mittagessen:** Ingwer-Karotten-Suppe mit Kurkumapulver **Abendessen:** Knochenbrühe	**Frühstück:** Gurken-Räucherlachs-Salat-Wraps **Mittagessen:** BUTTERNUT-Kokosnuss-Rote-Linsen-Suppe **Abendessen:** Honig-Zitronen-Tee	**Frühstück:** COCONUT-Pudding **Mittagessen:** Gebackener Lachs mit Rosmarin und Zitrone **Abendessen:** Würziger Milchtee
TAG-8	**TAG-18**	**TAG-28**
Frühstück: COCONUT-Pudding **Mittagessen:** Gebackener Lachs mit Rosmarin und Zitrone **Abendessen:** Würziger Milchtee	**Frühstück:** Ballaststoffarmer Bananensmoothie **Mittagessen:** Entzündungshemmendes Rührbraten **Abendessen:** Pochierter Lachs mit schwarzem Sesam und Bok Choy-Brühe	**Frühstück:** Kurkuma-Milch-Tee **Mittagessen:** Haferflocken mit Banane und Mandelbutter **Abendessen:** Gebackener Spaghettikürbis mit Parmesankäse
9. TAG	**TAG-19**	**DAY-29**
Frühstück: Gurken-Räucherlachs-Salat-Wraps **Mittagessen:** BUTTERNUT-Kokosnuss-Rote-Linsen-Suppe **Abendessen:** Honig-Zitronen-Tee	**Frühstück:** Blackened Chicken Avocado Power Bowl **Mittagessen:** CHICKEN Adobo **Abendessen:** Grüner Eistee mit Preiselbeeren	**Frühstück:** Geräucherte Truthahn-Zucchini-Sticks im Wickel **Mittagessen:** Apfelmus-Burger mit Spinat-Salat **Abendessen:** Apfelsaft
DAY-10	**TAG-20**	**DAY-30**
Frühstück: Grüner Tee und Ingwer-Shake **Mittagessen:** Salat mit Grünkohl, Zwiebeln und Apfelweinessig **Abendessen:** Hausgemachtes Schokoladeneis	**Frühstück:** Blackened Chicken Avocado Power Bowl **Mittagessen:** CHICKEN Adobo **Abendessen:** Grüner Eistee mit Preiselbeeren	**Frühstück:** Leckere Haferflocken mit Kurkumapulver **Mittagessen:** LOW-FIBER Omelett **Abendessen:** Bananen-Mandel-Milch-Smoothie

Schlussfolgerung

Lebensmittel, die in ihrer chemischen Gesamtzusammensetzung einen hohen Anteil an Ballaststoffen enthalten, werden als ballaststoffreiche Lebensmittel bezeichnet. Die hohen Mengen an Ballaststoffen und anderen nützlichen Nährstoffen, die in Produkten wie Vollkornbrot und anderen aus Vollkorn hergestellten Mahlzeiten enthalten sind, haben dazu beigetragen, dass diese Produkte sehr beliebt sind. Auch andere Lebensmittel, die mit Vollkorn hergestellt werden, enthalten einen hohen Anteil dieser Nährstoffe. Darüber hinaus ist es äußerst empfehlenswert, Kleie regelmäßig in den Speiseplan aufzunehmen, damit sie als Bestandteil der Ernährung dienen kann. Diese Kategorie enthält fermentiertes Gemüse wie Sauerkraut sowie fermentierte Hülsenfrüchte, die nicht oder nur teilweise gekocht wurden. Beispiele für Lebensmittel dieser Kategorie sind Sauerkraut und Kimchi. Es wird empfohlen, frisches Obst und Gemüse zu verzehren, ohne es zu schälen, da dies den Verzehr in seinem natürlichen Zustand ermöglicht und den Verzehr von Ballaststoffen gewährleistet, die in Säften nicht enthalten sind.

Im Anschluss an die Mahlzeit wird eine Auswahl an Snacks und Getränken zum Verzehr angeboten. Menschen, die an Divertikulitis leiden, haben eine geringere Lebenserwartung, ein höheres Risiko für Herz-Kreislauf-Erkrankungen und müssen möglicherweise bei schwerwiegenderen Problemen chirurgische Eingriffe vornehmen lassen. Dies liegt daran, dass Divertikulitis zu einer Entzündung des Divertikels führen kann, was wiederum eine Entzündung des Dickdarms zur Folge haben kann. Außerdem haben Menschen mit Divertikulitis ein höheres Risiko, Probleme zu entwickeln, die mit ihrem Verdauungssystem zusammenhängen.

Sowohl Patienten als auch Mediziner haben ein Interesse daran, pharmazeutische Therapien zu finden, die das Risiko, an einem kardiovaskulären Syndrom oder einer Divertikulitis zu erkranken, erfolgreich senken können. Dies ist ein Ziel, das beide Gruppen gemeinsam verfolgen. Änderungen der Lebensweise, wie z. B. eine veränderte Ernährung, sind als mögliche Strategien zur Verbesserung von Gesundheit und Wohlbefinden von größter Bedeutung. Bei der Divertikulitis gilt dies nicht nur für die Patienten, sondern auch für die behandelnden Ärzte, die sie betreuen. Eine weitere Folge dieser Verbesserungen ist, dass die Betroffenen nun die Möglichkeit haben, ihre Divertikulitis-Behandlung selbst in die Hand zu nehmen. Es wird empfohlen, dass Personen, bei denen eine Divertikulitis diagnostiziert wurde, ihre Ernährung umstellen, da dies sowohl durch empirische Daten von Einzelpersonen als auch durch Untersuchungen, die nicht in einem randomisierten Design durchgeführt wurden, empfohlen wird. Personen, bei denen eine Divertikulitis diagnostiziert wurde, sollten eine Umstellung ihrer Ernährung in Betracht ziehen. Den Ergebnissen dieser Studien zufolge kann eine relativ kleine Änderung der typischen Ernährung die Wahrscheinlichkeit eines Herzinfarkts und die allgemeine Sterblichkeitsrate in der Bevölkerung insgesamt verringern.

Made in the USA
Monee, IL
11 November 2024

69813177R00066